SIRE, VOTRE CHIRURGIEN

Gérard KUFFERATH

SIRE, VOTRE CHIRURGIEN

ÉDITIONS ROUFF

Les photos des hors-textes sont dues à Jean-Loup Charmet

CHAPITRE I

LA MORT D'UN TITAN

Le premier-chirurgien du roi est inquiet. Depuis le début de l'année 1715, il a constaté que la santé de son maître s'altérait de jour en jour. Il fait part à Fagon, premier-médecin, de ses angoisses. Celui-ci n'a rien constaté d'anormal.

— Sa Majesté se porte très bien, répond-il sèchement. Et il lui tourne brusquement le dos.

Georges Mareschal ne se tient pas pour autant satisfait, et en juin, aux approches de la Pentecôte, il demande audience à Mme de Maintenon qui dirige la maison royale avec la souveraine et toute-puissante autorité d'une reine.

— Je vous assure, Madame, que M. Fagon est dans l'erreur la plus grande. Le roi, à qui j'ai souvent tâté le pouls, est atteint depuis déjà longtemps d'une petite fièvre lente et interne. Certes, ajoute-t-il, son tempérament est excellent et je suis sûr qu'avec les remèdes appropriés et beaucoup de soins et d'attention, rien ne sera irrémédiable, mais je crains que si on laisse gagner le mal, il ne soit trop tard.

Mme de Maintenon, au cours de l'explication de Mareschal, n'a cessé de montrer son irritation.

Elle réplique avec colère : « Seuls les ennemis personnels de Fagon peuvent affirmer de telles niaiseries. Le roi est seulement accablé de soucis et de chagrin. Personne et surtout pas moi ne peut permettre de douter des capacités, de l'application et de l'expérience du premier-médecin. Vous êtes un visionnaire et un imbécile. Je peux vous assurer que Sa Majesté se porte mieux que jamais et que je n'ai à cet égard aucune alarme. »

Consterné, Mareschal se retire. Il se demande si sa franchise ne va pas provoquer son renvoi. Et cependant, ses rapports avec celle que la princesse Palatine appelle avec irrévérence « vieille guenipe » et les soins qu'il lui donne depuis douze ans ont établi entre eux une sorte de familiarité — Mme de Maintenon souffre en effet de troubles gynécologiques et ses hémorroïdes contribuent sans doute à aigrir son caractère — de plus, il est le chirurgien consultant de la Maison de Saint-Cyr.

— Fagon est complètement tombé de corps et d'esprit, confie-t-il un peu plus tard à Blouin, premier-valet de chambre de Louis XIV. Songez qu'il se contente de prescrire au roi des transpirations nocturnes, des verres d'eau et des fruits bien mûrs !

— Savez-vous, répond Blouin, que l'on chuchote que Mme de Maintenon presse Fagon de hâter sa délivrance en laissant mourir Sa Majesté ?

— Ces accusations sont ridicules. Pour ma part, je refuse absolument d'y croire.

L'extrême faiblesse dans laquelle se trouve cet homme de soixante-seize ans n'a rien qui surprenne. Elle pourrait trouver facilement son explication dans le nombre invraisemblable des remèdes dont il fut accablé tout au cours de sa longue vie.

De 1647 à 1715, on estime que le roi a pris, à raison de deux par mois en moyenne, quinze cents à deux mille médecines purgatives, de précaution ou d'urgence, plusieurs livres de quina. Il a été labouré par le fer et par le feu, a expérimenté tous les cordiaux, tablettes, bouillons médicinaux, tous les juleps, toutes les diversités d'emplâtre, tous les spécifiques avoués ou non avouables.

De plus, malgré sa robuste constitution, Louis XIV est rongé de chagrins de toutes natures. Humilié dans son orgueil par les revers de ses armées, frappé dans sa chair par la fin précipitée de son fils, la mort énigmatique de ses petits-fils et de la duchesse de Bourgogne, il sait que la race des Bourbons ne tient qu'à un fil ténu. C'est un frêle enfant, âgé de cinq ans, dont la santé donne lieu à de fréquentes inquiétudes qui seul, assurera la survivance.

Indomptable en dépit de sa fatigue, il décide, trois jours après la Pentecôte, de partir pour Marly, son séjour de prédilection. Le 12 juin 1715, il quitte Versailles. Sans apparente lassitude, il se livre à ses distractions favorites : promenades, chasse à cour, revues de troupes.

Le 22 juillet, il monte à cheval et inspecte le régiment du « Royal-infanterie » qui campe près de Marly. Mareschal, qui a suivi son maître, ne se laisse pas abuser par ces manifestations d'ardeur factice.

S'adressant au futur cardinal Dubois, qu'il a rencontré chez le duc d'Orléans, il dit, en hochant tristement la tête : « Le roi est perdu. »

Le 10 août, jour de son départ de Marly, le roi se sent indisposé.

— Mareschal, dit-il, je me sens la tête extrêmement embarrassée. Je pense qu'une saignée me soulagerait.

Fagon, présent lors de l'entretien considère l'opération inutile. Le soir même, le roi est de retour à Versailles.

Deux jours plus tard, il ressent une violente douleur à la jambe gauche.

— Sire, explique Fagon avec assurance, Votre Majesté souffre simplement d'un accès de goutte sciatique, et une purge lui apportera le plus grand soulagement.

Le remède prescrit n'a, bien entendu aucun effet. La gangrène sénile qui emportera le roi quelques trois semaines plus tard a commencé son œuvre de destruction.

La nuit du roi est mauvaise. Fagon s'obstine et n'ordonne aucun nouveau remède. Blouin, premier-valet, fort attaché à son maître suggère qu'une consultation générale, entre les médecins de la Cour et ceux de Versailles ait lieu.

Fagon s'irrite : « Faut-il à présent, que le premier-médecin prenne conseil du premier-valet ! En vérité, c'est le monde à l'envers. » Puis songeant à l'écrasante responsabilité qu'il assume, il se décide à convoquer pour le lendemain quatre des principaux médecins de Paris.

De son côté, le maréchal de Villeroy s'adresse à Mme de Maintenon : — Vous êtes auprès du roi, Madame, vous le voyez et vous savez tout. Je n'ai rien à vous apprendre ni à vous représenter qu'une chose : voulez-vous que l'opinion seule de M. Fagon décide de la vie du roi ?

— M. Fagon est un homme de grand mérite, Monsieur le Maréchal, et je doute que d'autres que lui puissent posséder plus de clairvoyance.

— Permettez-moi d'insister, Madame, le dernier bourgeois, quand sa famille le croit en danger, assemble ce qu'il y a de plus habiles comme médecins pour faire une consultation. Le roi sera-t-il le seul de son royaume à être privé d'un tel secours ? Et il ajoute : « En vérité, Madame, cela fait trembler ; tout le monde pense comme moi et n'ose le dire. »

Le 14 août, les quatre médecins, dont Helvetius et Falconnet arrivent, tâtent le pouls du roi et se retirent gravement dans le cabinet du Conseil pour délibérer.

Après d'interminables palabres, une importante décision est prise « Le roi prendra du lait d'ânesse ».

C'est dire à quel point les ressources médicales sont dérisoires. Si le lait d'ânesse était alors considéré comme un remède très efficace, il présentait sur les autres spécifiques de cette époque, l'avantage d'être totalement inoffensif.

A mesure que passent les jours, l'état du roi s'aggrave. L'évolution est lente mais implacable : le soir du 19 août, la jambe du roi est enflée. Une « petite noirceur » est apparue sur le coup de pied.

Pour la première fois, Fagon s'inquiète et il ordonne que l'on baigne la jambe du malade dans « du gros vin de Bourgogne aromatisé ».

Deux jours plus tard, le 21, nouvelle consultation des médecins de la Faculté de Paris, sur demande de Fagon qui a sans doute compris que les avis du premier-chirurgien n'étaient pas dénués de justesse. Frictions, lait d'ânesse, bandages sont impuissants à arrêter le mal et le 24, le diagnostic tant redouté s'établit enfin.

« On craint que la gangrène ne soit à la jambe du roi, écrit le marquis de Dangeau. Il y a des marques inéluctables qui en font juger. On ne lui donne plus de quinquina ni de lait, et tous les médecins sont fort embarrassés.

On croit qu'il a souvent eu une fièvre intense depuis la Pentecôte, et les médecins pour s'excuser, disent qu'ils ne voulaient faire aucun remède, ne le croyant pas si mal. »

Dès lors, la lucide clairvoyance du premier-chirurgien Mareschal est reconnue, et il exprime sans ambages son opinion à Fagon.

— Ce mal ressort plus de la chirurgie que de la médecine, dit-il au premier-médecin, qui, cette fois ne songe plus à affirmer sa supériorité pour mieux cacher son ignorance. Je demande à conférer avec MM. Ledran, Arnault, Gervais, Dionis, Petit.

Et il ajoute : « Je ne veux pas, à moi seul, assumer une telle responsabilité. »

Le dimanche 25 août, les chirurgiens, maîtres de la Confrérie de Saint-Côme arrivent à Versailles, vers deux heures de l'après-midi. Le roi n'a plus qu'une semaine à vivre.

En présence des chirurgiens et des médecins de la Cour, ils examinent la jambe du roi et ne peuvent que constater qu'elle est gangrenée.

Surpris de ce qu'ils viennent de voir, ils se regardent. Leur silence est éloquent : il ne reste aucun espoir de sauver le roi. Après avoir effectué un pansement avec « leurs corrosifs ordinaires », ils se retirent dans le cabinet du roi pour conférer. Leur décision est prise : il faudra faire quelques incisions à la jambe du roi pour amener l'écoulement du pus.

Quelques heures après le départ des chirurgiens, Louis XIV comprend l'étendue du mal. Il ne songe plus à cacher son état, et réclame l'extrême-onction. Après avoir reçu ce sacrement avec une grande piété, il s'entretient, en particulier, avec chacun de ses ministres.

Le soir même, le marquis de Dangeau, bouleversé, écrit de son appartement du château de Versailles : « Je sors du plus grand, du plus touchant et du plus héroïque spectacle que les hommes puissent jamais voir. »

La scarification a lieu le lendemain, et vers dix heures du matin Mareschal pratique de profondes incisions dans les chairs mortifiées du bas de la jambe. Le roi ne ressent aucune douleur et le premier-chirurgien décide alors de tenter une seconde opération pour découvrir le fond du mal.

Ce n'est qu'après avoir pénétré jusqu'au vif que Louis XIV s'écrie : « Ah ! Mareschal, vous me faites grand mal. »

Cela lui donne quelque espoir que la plaie pourra venir à suppuration. Il fait ensuite un pansement et enveloppe la jambe avec des linges trempés dans de l'eau de vie camphrée. Il n'est cependant pas certain que l'intervention qui a fait sortir une grande « quantité d'eau rousse et puante » soit suffisante, et l'amputation du membre gangrené est alors envisagée mais médecins et chirurgiens pour une fois du même avis estiment inutile de lui infliger la douleur de cette opération. Car il n'est pas certain qu'elle puisse prolonger ses jours.

Les yeux pleins de larmes, Mareschal regarde son roi.

— Qu'avez-vous ? lui demande Louis XIV, le mal est sans remède, je le vois bien. A quoi bon ces souffrances ?

Qu'on me laisse mourir en repos. Soyez franc, combien de jours me reste-t-il encore à vivre ?

— Sire, nous pouvons espérer jusqu'à mercredi.

— Voilà mon arrêt prononcé jusqu'à mercredi, réplique alors le roi sans témoigner la moindre émotion.

Comme s'il eut été persuadé qu'il ne lui restait que deux jours d'existence, le roi prend immédiatement ses ultimes dispositions. A la duchesse de Ventadour, gouvernante du dauphin, il demande de lui amener le futur roi.

A celui-ci, il s'adresse en des termes d'une admirable élévation. A la fin d'un règne long où la grandeur a, par-dessus tout, dominé la misère, Louis XIV se montre simple et d'une prodigieuse lucidité.

— Bientôt, vous serez roi d'un grand royaume, dit-il à l'enfant. N'oubliez jamais les obligations que vous avez à Dieu. Souvenez-vous que vous Lui devez tout ce que vous êtes. Tâchez de conserver la paix avec vos voisins. J'ai trop aimé la guerre, ne m'imitez pas en cela, non plus que dans les trop grandes dépenses que j'ai faites. Prenez conseil en toutes choses. Soulagez vos peuples le plus tôt que vous le pourrez, faites ce que j'ai le malheur de ne pouvoir faire moi-même. »

Vers midi et demi, il entend la messe qui est célébrée dans sa chambre et appelle auprès de son lit les officiers qui s'y trouvent.

« Messieurs, leur dit-il. je suis content de vos services. Vous m'avez fidèlement servi et avec envie de me plaire. Je suis fâché de ne pas vous avoir mieux récompensés que je l'ai fait : les derniers temps ne l'ont pas permis. Je vous quitte avec regret. Servez le dauphin avec la même affection que vous m'avez servi. C'est un enfant de cinq ans qui peut essuyer bien des travers car je me souviens d'en avoir beaucoup essuyé pendant mon jeune âge. Je m'en vais mais l'Etat demeurera toujours. Soyez-y fidèlement attachés, et que votre exemple en soit un pour tous mes autres sujets. Soyez tous unis et d'accord, l'union est la force d'un Etat.

Suivez les ordres que mon neveu vous donnera. Il va gouverner le royaume ; j'espère qu'il le fera bien. J'espère aussi que vous ferez votre devoir et que vous vous souviendrez quelquefois de moi. »

« A ces mots, écrit Dangeau, nous n'avons pu retenir nos larmes, et rien ne peut exprimer les sanglots, l'affliction et le désespoir de tout ce que nous étions. »

Peu après, le roi donne l'ordre de faire entrer les princesses de sa famille. La duchesse d'Orléans, la duchesse de Berry et toutes ses autres filles et petits-enfants sont introduits. Admises chez le roi, les princesses suivant l'usage de l'époque manifestent leur douleur de façon bruyante.

« Je ne comprends pas, note Dangeau, comment le roi a pu résister aux lamentations et aux cris qu'elles ont toutes faits. » La princesse Palatine écrit le 27 août à la Raugrave Louise : « Le roi a une fermeté au-delà de toute expression. Il donne ses ordres comme s'il n'était question que d'un voyage », et elle ne peut s'empresser d'ajouter, songeant peut-être à Fagon : « Le roi est d'une bonne et forte constitution. Je crois qu'on aurait pu le sauver si on s'y était pris à temps. »

Ce jour-là, l'état du roi demeure stationnaire et il passe la journée à s'entretenir avec Mme de Maintenon et son confesseur, le Père Le Tellier.

Sans doute les scarifications pratiquées ont-elles différé l'évolution du mal.

Le 28 au matin, alors qu'il fait à nouveau demander au Père Le Tellier de venir, le bruit se répand immédiatement que sa dernière heure est arrivée.

Les deux garçons de la chambre sont près de la cheminée. Le roi les aperçoit dans la glace, ils sanglotent. Alors il se tourne vers Mme de Maintenon et prononce la phrase célèbre : « Pourquoi pleurez-vous ? Est-ce que vous m'avez cru immortel ? »

Quelque temps plus tard, vers onze heures, un médecin

venant de Marseille se présente au château et crie bien fort qu'il possède les remèdes qui vont sauver le roi.

— Mon élixir est souverain contre la gangrène, dit-il.

Aussitôt, un grand nombre de gentilshommes entourent le médecin et commencent, en manière de bienvenue, de le traiter de charlatan, de sorcier, de fou, de vendeur d'orvietan. Le médecin ne se laisse pas impressionner et il précise : « Je suis M. Lebrun, docteur de la Faculté de Leipzig. »

Quelque peu embarrassés, deux ou trois de ceux qui l'avaient le plus copieusement injurié introduisent Lebrun qui tient les mêmes propos à Mme de Maintenon, au Père Le Tellier, à Fagon, au cardinal de Rohan et enfin à Mareschal.

Fagon s'oppose avec violence à toute expérience. Lebrun regarde le premier-médecin avec une goguenarde insolence.

— Je me suis laissé dire, Monsieur le premier-médecin, que depuis la maladie de Sa Majesté, vous n'avez guère été clairvoyant. Vos doigts sont-ils à ce point devenus insensibles que vous n'avez pas su déceler la fièvre du roi en lui tâtant le pouls. Votre science m'a paru quelque peu insuffisante que vous ayez diagnostiqué une sciatique au lieu de la gangrène. Votre sot entêtement, qui n'a d'égal que votre orgueil démesuré, a tant agi sur vous que vous vous êtes trouvé incapable de prescrire autre chose que du lait d'ânesse, dont la seule propriété est de fortifier ceux qui sont en bonne santé. Croyez-moi, quittez ce ton hautain qui ne vous sied guère !

Fagon, qui jusqu'alors a l'habitude de malmener les autres, et de s'en faire respecter, demeure tout étourdi.

Alors Mareschal, bien qu'il soit persuadé que le roi n'a plus que quelques jours à vivre, demande à Lebrun ce qu'il souhaite.

— Je possède deux élixirs, répond celui-ci. Le premier donnera de l'appétit au roi qui, depuis une semaine n'a pris aucune nourriture. Le second ralentira les progrès de la gangrène et l'arrêtera peut-être tout à fait.

— Je n'ai aucune foi en ce que vous ferez, répond Mareschal, mais il n'y a point de risque à tout tenter.

Après avoir obtenu le consentement du futur Régent, Lebrun compte dix gouttes de sa potion additionnée de trois cuillères de vin d'Alicante. Résigné, le roi absorbe la mixture.

« Cette drogue, explique Dangeau, est un élixir fait avec le corps d'un animal, de la même manière, à peu près qu'on fait les gouttes d'Angleterre avec les crânes d'homme. »

Contre toute attente, ce remède charlatanesque ranime le roi pendant quelques heures et Lebrun se rengorge : il parle déjà de guérison.

Mareschal lui fait signe, et le prenant à part : « Ne chantez pas victoire si vite. Je vais vous montrer la jambe de Sa Majesté, prétextant que je dois renouveler une compresse. »

Lebrun se penche alors avec curiosité et ne cache guère sa surprise devant le membre entièrement gangrené jusqu'au genou. Son assurance se change alors en découragement et il chuchote à l'oreille du premier-chirurgien : « Mon remède est excellent, je vous l'assure, mais aucun remède quel qu'il soit ne pourrait guérir un si grand mal. »

La journée du 29 août au cours de laquelle le roi prend à plusieurs reprises l'élixir de Lebrun est assez bonne. Vers sept heures du soir, le malade accepte de croquer deux biscuits trempés dans du vin.

Trois heures plus tard, lorsque Mareschal lève l'appareil afin de panser la jambe du roi, il constate que la gangrène est dans tout le pied, qu'elle a dépassé le genou et que la cuisse est enflée.

Le 30 août, Louis XIV demeure dans un état de prostration quasi totale. Convaincu de l'inutilité de son rôle, Lebrun quitte furtivement le château.

Mme de Maintenon qui a soigné le roi avec dévouement, décide, le voyant sans connaissance, de partir pour le couvent de Saint-Cyr. « Le soir, la jambe est aussi pourrie que s'il y avait six mois qu'il fut mort, écrit Dangeau. Et cependant, ajoute-t-il, le prince est né avec une constitution si bonne et un tempérament si fort qu'il combat encore contre la mort. »

Dans la matinée du 31 août, son état général paraît moins alarmant, mais le soir, on récite la prière des agonisants. A ce pieux murmure, Louis XIV paraît se réveiller, et il répète machinalement quelques-unes des prières avec les aumôniers. Très vite, il retombe dans son assoupissement. Le dimanche premier septembre, vers cinq heures du matin, le roi perd toute conscience. Seule la respiration qui rapidement va se transformer en râle indique que la vie habite toujours ce corps indomptable. Mareschal débande la jambe qui se trouve ainsi que la cuisse gangrenée à tel point qu'elle ne tient au corps du malade que par miracle.

Vers huit heures, Louis XIV pousse quelques soupirs, deux hoquets, sans agitation ni convulsion.

Le Roi-Soleil est mort.

Les médecins qui veulent tout expliquer prétendent trouver dans la maladie elle-même la cause de cette fin qui fait dire à Dangeau : « Louis XIV a rendu l'âme sans effort, comme une chandelle qui s'éteint. »

Ces doctes personnages affirment en effet que « la gangrène endort les douleurs du cœur et les agitations de l'esprit ».

La fin calme et sereine du souverain est semblable à la grandeur dont à aucun moment de sa vie politique il ne s'est departi. Elle est digne d'un Titan.

« Le Roi est mort ; vive le Roi ! »

Le duc d'Orléans et les princes se rendent immédiatement auprès du petit dauphin afin d'aller le saluer au titre de Majesté.

Pendant ce temps-là, commence la toilette funèbre. On change le linge du défunt et on l'assied sur son lit, afin qu'il puisse être vu tout au cours de la journée. Pour tenir la bouche fermée, un bandeau attaché des deux côtés du bonnet de nuit est placé sous le menton. Dans les mains jointes du roi, un crucifix.

Dès midi, commence le défilé des courtisans puis le lendemain c'est l'autopsie présidée sur l'ordre du duc d'Orléans, par le duc d'Elbeuf et le maréchal de Montesquiou.

Le duc de Tresme, premier gentilhomme de la chambre et le marquis de Maillebois, l'un des maîtres de la garde-robe y assistent également : c'est l'obligation de leur charge. Le premier-médecin Fagon se tient auprès du corps ayant derrière lui, outre la maison médicale de sa Majesté deux docteurs de la Faculté de Paris, députés, suivant la coutume, par le doyen.

Georges Mareschal et son fils Louis, assistés comme l'usage l'exige, de leurs subordonnés et de deux maîtres de la Communauté de Saint-Côme dépouillent le corps royal de ses vêtements de parade et le recouvrent d'un drap qui le cache entièrement. Le premier-chirurgien procède, lui-même, à l'ouverture et, l'autopsie terminée, les médecins procèdent à la rédaction du procès-verbal.

« On trouva, dans la capacité de l'estomac et des intestins, au moins le double des hommes de sa taille, ce qui est fort extraordinaire et ce qui était cause qu'il était si grand mangeur et si égal » écrit Saint-Simon.

Mareschal procède ensuite à l'embaumement. Dans ce but, le premier-apothicaire a élaboré une poudre faite de vingt-six espèces de plantes aromatiques et une autre faite de douze sortes de gommes odorantes, « capables de conserver les corps des siècles entiers ».

Par la volonté royale, le cœur introduit dans une boîte de plomb que contient un coffret de bois imputrescible est placé dans un reliquaire d'argent, sera déposé en la chapelle des Jésuites de la rue Saint-Antoine (aujourd'hui la paroisse Saint-Paul). Les autres viscères, conservés de la même façon, sont portés à Notre-Dame.

Quant au corps, enveloppé d'un linceul après avoir été enduit d'un mélange composé d'huile, de laurier, de styrax liquide et de baume de copahu, il est placé dans un cercueil double. Le roi reposera jusqu'à la révolution, auprès de ses ancêtres, à Saint-Denis.

Si la France pleure son roi, les adversaires des jésuites se gaussent et ne manquent pas de chanter :

« A Saint-Denis, comme à Versailles.
Il est sans cœur et sans entrailles. »

Mais comme toujours, dans l'histoire, c'est le temps et non les pamphlets insolents qui sont seuls juges.

CHAPITRE II

UN CHIRURGIEN SE PENCHE SUR SON PASSE

La mort de Louis XIV a profondément affecté Georges Mareschal son premier-chirurgien.

Tristement, il erre dans le château de Versailles, répétant à tous : « Nous avons perdu un grand roi et un bon maître. »

Accablé de chagrin et de fatigue, il décide d'aller se reposer à Bièvres, petit village situé à deux lieues de la ville royale ; il y possède une chatellenie, « où tout est d'un vert frais que l'on ne voit que dans cette vallée enchanteresse. Les lilas et leurs grappes pourprées, les ébéniers aux rameaux d'or, les boules de neige, les rosiers, les épines roses et blanches, une foule d'arbres et d'arbustes odoriférants rendent cette retraite un lieu de délices » écrira, avec lyrisme, la duchesse d'Abrantes, visitant le village sous le Directoire.

Il ne peut s'empêcher de songer à sa propre vie et à la constante ascension du modeste barbier-chirurgien arrivé, grâce au travail et à la persévérance aux plus hautes dignités.

Premier-chirurgien du roi depuis le 14 juin 1703, puis anobli et devenu « Seigneur de Bièvres et autres lieux », il a gravi de nombreux échelons de la hiérarchie sociale.

Comme il est loin le temps où quittant Gravelines, avec pour tout pécule ses dix-neuf ans et quelques écus en poche, il se dirigeait vers Paris... Il compulse les archives de famille.

⁂

La guerre fait rage en Angleterre. Nul ne sait encore qui, des soldats de Charles Ier, ou de ceux ralliés à Cromwell, l'emportera.

Peu soucieux de se soumettre à la loi du « Protecteur », au cas où celui-ci serait victorieux, de nombreux catholiques irlandais haïssant encore plus que les Anglais les puritains du futur dictateur, cherchent refuge en France.

Echappé de la verte Erin, un jeune gentilhomme appelé John Marshall met son épée au service de Louis XIII. C'est l'époque de la Guerre de Trente ans.

Au printemps de 1643, les Espagnols assiègent Rocroy. Le 19 mai de la même année, le régiment de Guiche-Cavalerie, que commande le Grand-Condé écrase les troupes de don Francisco de Mellos.

John Marshall, devenu capitaine Jean de la Mothe-Mareschal (son nom, francisé depuis son immigration en France subit de nombreuses déformations : Maressal, Marichal, Marissal, Marechal puis enfin Mareschal) participera au combat mais ce jour glorieux pour la France, est néfaste au gentilhomme étranger : un boulet lui arrache le bras droit.

Il se fixe alors à Calais, en compagnie de son épouse, de sa fille et de son beau-fils.

En 1658, Marguerite Mareschal met au monde un fils Georges, celui-là même qui sera le premier-chirurgien de Louis XIV.

Un an plus tard, naît un autre garçon, prénommé Paul.

Jean Mareschal, revenu par le destin, à la vie civile n'exerce aucune profession. Voyant rapidement sa fortune diminuer, il décide de s'établir à Gravelines pour y cultiver la terre. Malheureusement, l'émigré irlandais ne réussit pas et sa gêne devient de la misère.

Il peut paraître invraisemblable qu'un officier mutilé lors d'une victoire célèbre connaisse une telle détresse mais à cette époque, les rois ne gratifiaient pas encore les officiers blessés des secours pris sur le Trésor.

C'est lors de ses grandes guerres que Louis XIV accordera des dons annuels aux soldats blessés et qu'il fondera l'Hôtel des Invalides.

Conseillé par un de ses amis, Mareschal réunit ses derniers fonds et acquiert une petite hôtellerie.

Perdu dans sa rêverie, le premier-chirurgien évoque avec émotion les années de son enfance.

Il revoit la salle du cabaret où les clients venaient boire un pot de vin ou une chope de bière.

Les tables de bois, soigneusement fourbies, exhalent leur délicate odeur de cire, à laquelle se mélangent plus drues, celles de la cuisine et des spiritueux.

Le jeune garçon aide sa mère, profondément affectée par ce changement. Rapidement, la santé de celle-ci s'altère et elle meurt en 1670. Georges a alors 12 ans.

Un an plus tard, son père tombe malade, et le 9 septembre, il termine sa vie aventureuse, laissant pour toute fortune à ses enfants la modique somme de 16 livres 10 sous, 6 deniers.

La vente du stock, du mobilier et des effets personnels s'élève à un total de 562 livres, treize sous six deniers, ce qui représente environ sept mille francs.

Le tuteur de Georges Mareschal conseille à celui-ci de se mettre en apprentissage et le fait entrer dans la boutique d'un chirurgien. Cette profession, exercée à l'époque par les barbiers est des plus modeste, surtout en province, mais, fils d'un gentilhomme que la misère a réduit à la profession de cabaretier, il n'est évidemment pas question de se montrer difficile dans le choix de son gagne-pain.

Au demeurant, le petit Georges n'est nullement rebuté par son métier. Voyant ses dispositions, son patron l'encourage.

— Plus tard, tu partiras pour Paris, lui dit-il. La chirurgie y est plus à l'honneur que partout ailleurs. Tu apprendras l'anatomie, tu feras des dissections, l'école de Saint-Côme, réservée aux chirurgiens-barbiers fera de toi un maître. Tu en sais actuellement suffisamment pour assurer ta subsistance. Bien sûr, tu ne peux encore faire des saignées mais, tout au long de la route, tu ne manqueras pas de trouver des clients à raser ou à panser : Les paysans ont peu l'occasion de se rendre à la ville voisine et ils attendent toujours avec impatience la venue d'un garçon barbier. Dans ton bagage, n'oublie pas tes ciseaux, tes rasoirs et de la charpie. Avec ce viatique, tu trouveras aisément gîte et nourriture.

— Mais, Maître, comment gagner Paris ?

— Rends-toi tout d'abord à Calais. Ce sera très simple car tous les jours, de nombreux marchands vont de Gravelines à Calais pour y livrer leurs marchandises. Si tes économies te le permettent, tu peux prendre le coche qui part tous les dimanches du Marché Neuf et arrive le vendredi à Paris.

— Ma foi, Maître, puisque vous m'avez dit que les campagnes étaient dépourvues de ressources médicales, je ferai la route à pied. Peut-être ainsi, pourrai-je amasser quelques écus supplémentaires.

— C'est la voix de la sagesse, mon garçon. A présent, un dernier conseil. Dès que tu seras à Paris, tâche de trouver tout d'abord un logement modeste. Méfie-toi, à chaque moment des tentations de la capitale. Tu rencontreras bon nombre de gens malhonnêtes qui essaieront de t'enjoler par un sourire pour mieux te voler. Le plus vite possible, va trouver le concierge de Saint-Côme qui te donnera la liste de toutes les boutiques recherchant un garçon. Sois économe, prudent, courageux. Tu le verras, l'apprentissage est rude. Mais, avec foi et courage, tu auras grande chance de réussir car ta main est sûre et tu possèdes de nombreux dons ; ne les gâche pas.

A cet âge les projets mûrissent vite et Georges se demandait comment il pourrait les réaliser lorsque survient la mort de son tuteur.

Ayant perdu son dernier soutien, le jeune homme qui a maintenant dix-neuf ans décide alors de tenter la grande aventure.

Le cœur un peu gros, Georges Mareschal, fait ses adieux, puis, arrivé à Calais, il s'engage sur la route de Paris. Il traverse Boulogne, Montreuil, Abbeville, Granvilliers, maniant le rasoir ici, pansant là quelques plaies légères, augmentant ainsi légèrement le poids de sa bourse au lieu de l'alléger.

Bientôt, il atteint Beauvais puis Beaumont et Saint-Denis.

Après un voyage de soixante-dix lieues (280 km), le jeune homme arrive dans la capitale.

Il trouve, dans la Cité, une modeste auberge et s'y installe en attendant de trouver un emploi. Dépaysé par le bruit incessant : cris des marchands d'oublies, injures des postillons, des cochers, vacarme des chevaux qui piaffent d'impatience, incommodé par l'odeur pestilentielle qui semble être l'essence naturelle de la ville, Georges se demande s'il ne va pas, sur-le-champ, prendre le chemin du retour. Mais non ! La volonté est plus forte. Il faut réussir, et pour cela apprendre. A n'importe quel prix.

Sans protecteurs, le jeune homme ne peut en effet guère ambitionner une place de gagnant-maîtrise [1] ou un emploi à la Cour. Après quelques années d'études, il lui sera aisé de s'établir définitivement barbier-chirurgien à Gravelines ou Calais.

Le lendemain, il se rend rue des Cordeliers (aujourd'hui

1. Les gagnant-maîtrise, tout en travaillant dans un hôpital, se préparaient à subir l'examen de la maîtrise qui ne s'obtenait qu'après six années de stage.

rue de l'Ecole de Médecine) où se trouve la Communauté de Saint-Côme. L'accueil du clerc de la Communauté, qui tient également la fonction de concierge, n'est guère encourageant.

— Je me demande en vérité ce que tous, venant de province, avez dans la tête pour arriver à Paris. Si cela continue ainsi, il n'y aura bientôt plus de place pour loger nos propres enfants !

Georges regarde le clerc, puis il raconte son enfance, le service de son père sous les ordres de Monsieur-le-Prince, la mort de ses parents, son apprentissage à Gravelines et son départ.

— Et vous avez fait tout ce chemin à pied, tenez ! Vous êtes un rude garçon » réplique celui-ci. Et il commente les difficultés auxquelles il faut se résigner. — Ah ! Autrefois c'était plus facile, car jusqu'en 1656, il existait deux sortes de praticiens qui pouvaient opérer : les chirurgiens de robe longue, qui tenaient « ouvroir » et ne pratiquaient que la chirurgie et les barbiers-chirurgiens. Ces derniers, rasaient en boutique et donnaient de menus soins aux blessés. Aujourd'hui, il n'y a plus que des chirurgiens-barbiers, réunis en Communauté de Saint-Côme. Notre prévôt perpétuel est Charles-Félix, premier-chirurgien de Sa Majesté.

Et, heureux de trouver en Mareschal un auditeur aussi complaisant, il ajoute, en prenant un air complice : « Puisque vous avez l'air aussi sage que travailleur, je ne vous donnerai pas le conseil de chercher une place chez un « barbier-perruquier-baigneur-étuviste ».

— Quelle est donc cette profession ?

— Elle constitue, depuis le 14 décembre 1673, une corporation spéciale, répond le concierge, tout fier de sa science. Ces gens-là ont droit de « faire le poil » mais il leur est interdit de faire des opérations. Par contre, ils vendent des cheveux, confectionnent des perruques, préparent des parfums, et tiennent bains et étuves. Certains possèdent même des chambres où le client peut se reposer en galante compagnie. Tenez, poursuit-il, vous avez l'air d'un garçon sûr ; je vais vous raconter une histoire, encore que je vous demande de ne pas la redire. Si ces Messieurs de la police savaient que je colporte ce genre d'anecdotes, je risquerais fort de passer un moment désagréable au Châtelet.

Toutes ces boutiques, je vous l'ai fait comprendre, n'avaient pas toujours une bonne réputation. Certaines même étaient réellement devenues de mauvais lieux. Quelques-unes ont fait fortune et le plus célèbre barbier-baigneur qui s'appelait Quentin de la Vienne devint un personnage de la Cour et obtint lettres de noblesse.

— Mais c'est impossible ! interrompt Mareschal, regardant son interlocuteur de ses yeux candides !

— Pas du tout, et vous allez vite comprendre. Ce Quentin qui était simplement barbier, comprit rapidement quels profits il pouvait tirer des bains et des étuves. Il reçut grâce à une chance insolente la visite de plusieurs jeunes gens de la Cour qui se rendirent, à plusieurs reprises, dans sa boutique. Comme tous sortaient ravis des soins particuliers qu'ils venaient de recevoir, ils ne manquèrent pas de le répéter. Sa boutique devint l'endroit à la mode. Puis sur un ton de confidence, il ajoute : « Le roi qui, dans sa jeunesse aimait fort la galanterie, apprit également que Quentin possédait des secrets pour ranimer la vigueur. Comme elle lui manquait souvent, il se rendit chez ce barbier et s'en trouva si content qu'il fit sa fortune et le nomma valet de chambre. Aujourd'hui, le fils de Quentin de la Vienne porte le titre de marquis de Chancenetz !

— Eh bien, répond Mareschal avec mélancolie, mon apprentissage de garçon-chirurgien n'est pas encore commencé, vous m'enseignez déjà l'école de la vie !

— C'est aussi une école qu'il faut connaître pour mieux s'en défier, réplique le concierge avec philosophie. Et maintenant, je vous remets la liste des boutiques qui recherchent un apprenti. Voyez les unes et les autres, et surtout, tâchez de plaire à la « bourgeoise », la plupart du temps, c'est elle qui prend la décision.

Le lendemain, le jeune homme parcourt, sa liste à la main, les rues de la capitale. Après de nombreuses rebuffades, il est enfin agréé.

— Vous commencerez demain matin, lui dit Maître Simon Le Breton, chirurgien-barbier-juré en la Communauté de Saint-Côme. Comme ce jour tombe un dimanche, vous ferez connaissance avec les habitudes de la maison ainsi qu'avec vos deux compagnons.

Après avoir payé sa dépense à l'auberge, Mareschal franchit la Seine, son bissac sur le dos et commence son installation rue des Lombards, au chant du coq. Il range ses modestes effets et se rend à la messe à Saint-Jacques-de-la-Boucherie.

Aussitôt rentré, il constate avec surprise, que déjà, de nombreux clients attendent dans la boutique pour se faire raser. Sans demander son reste, Georges commence à faire le poil des premiers venus. Du coin de l'œil, Le Breton regarde son nouvel apprenti. Jusque-là, rien à redire : les joues, après le coup de rasoir sont lisses comme pomme d'api et sans égratignures. Tout au long de la journée dominicale, il assimile ce travail, qui, durant de longues années d'apprentissage sera le sien. Au dernier arrivé, incombent les plus dures besognes. Le jour suivant, il se lève et ôte le lourd volet qui protège la devanture. Déjà les manœuvres, avant de se rendre à leur travail, entrent et offrent leur menton.

Un peu plus tard, Mme Le Breton, dont la tâche principale est d'organiser et de répartir le travail des garçons les envoie en ville : il n'y a pas moins de cinquante particuliers qui exigent qu'on peigne leur perruque, qu'on les frise, qu'on leur « fasse le poil ».

Vers 2 heures, le jeune Georges revient à la hâte pour dîner. Il faudra que son estomac s'habitue au repas nauséabond qu'on lui sert et qui se compose généralement d'un bouillon clairsemé, tiédasse où surnagent parcimonieusement quelques filaments de viande, suivi d'un plat de fèves.

Les jours de fête, une volaille, dont le seul titre de respect est son âge avancé, leur est offerte. Ce triste régal est arrosé de ce vin de Brétigny qui, selon un humoriste de l'époque « fait danser les chèvres ».

Ces premières années sont pénibles. Avant de s'endormir, le jeune homme évoque avec tristesse les jours heureux. Quel sera son avenir ? Quand pourra-t-il retourner dans sa province natale ? Il se console en étudiant avec application le « Guidon de Saint-Côme » tiré des ouvrages écrits pendant le XIVe siècle par le chirurgien Guy de Chauliac. Puis rapidement le sommeil vient, et il rêve alors à ses futures opérations...

***

A présent le travail est moins pénible. Georges accompagne son maître en ville. Les petits bourgeois, certains que s'ils consultent un médecin, se verront prescrire une saignée, préfèrent, au moindre malaise, s'adresser directement au chirurgien qui la pratiquera. Ils évitent ainsi les doubles frais du docteur et de l'opérateur.

Le métier est varié : l'inextricable enchevêtrement de ruelles étroites, défoncées, au milieu desquelles coule le fétide ruisseau qui charrie les eaux ménagères, provoque fréquemment de graves incidents. Un cavalier glisse, deux carrosses se heurtent : sang, blessures, fractures, ecchymoses, plaies de toutes sortes résultent des troubles constants de la circulation. — « Dans quelques années s'écrie avec dépit un cocher, il ne sera plus possible de se déplacer dans cette ville ! »

Tous ces embouteillages et leurs conséquences inéluctables font la fortune des chirurgiens qui s'empressent auprès des victimes. Quant aux « apprentifs », suivant leur légèreté de main ou la générosité du blessé, ils empochent des pourboires qui petit à petit viennent grossir leur escarcelle et leur permettront plus tard de s'établir.

Et puis, il y a également les nombreuses maladies que les médecins se refusent à soigner, tout imbus qu'ils sont de leur dignité : ils se réservent la cure des maladies « nobles ».

Les maîtres-chirurgiens interviennent seulement pour pratiquer la phlebotomie (saignée) et traitent, seuls, cette fois, les maux dont le travail s'accomplit par la main : blessures, plaies, fractures, foulures, hernies, affections des yeux, de la vessie, de l'anus. Ils partagent avec les sages-femmes la pratique des accouchements, et soignent les maladies sexuelles de toutes sortes que les médecins jugent indignent de leur science.

Petit à petit, l'apprenti seconde son patron. Déjà, Mareschal montre son habileté dans les saignées. Grâce aux autopsies, il découvre les mystères du corps humain : ces travaux pratiques lui enseignent l'anatomie. Il assiste aux examens des aspirants. Vers 1680, il se lie avec un jeune « gagnant-maîtrise » de l'hôpital de la Charité, nommé Rémy Roger et cette amitié lui ouvre les portes d'une salle de malades.

Rapidement les religieux le prennent en affection. Les deux chirurgiens de l'hôpital, Claude Morel et Rémy Roger lui confient les opérations. Déjà, quatre années ont passé.

Un jour, le Père prieur Jacques Boucher convoque Roger:

— Mon fils, lui dit-il, je tiens à vous remercier d'avoir introduit dans notre maison votre ami Mareschal. C'est un jeune homme de grand talent.

Puis il regarde intensément Roger. Ses deux mains sont jointes sous son menton. Les muscles sont immobiles sous la peau parcheminée. Il observe un court silence méditatif, puis reprend : « Savez-vous que si Mareschal accepte de poser sa candidature au poste qu'hélas vous allez cesser d'occuper, la place de « gagnant-maîtrise » lui serait peut-être attribuée.

— C'est avec une grande joie que j'entends ces paroles, mon père. En effet, Georges me paraît particulièrement apte à occuper ces fonctions. Vous souvenez-vous que l'an dernier, en 1683, j'ai été contraint d'effectuer un voyage pour des motifs d'ordre familial ?

D'un signe de tête, le prieur acquiesce et l'encourage à poursuivre.

— J'ai proposé au prince de Conti, auprès duquel je suis chirurgien-domestique, l'autorisation d'introduire mon ami, tout en me portant garant de ses connaissances. Après plusieurs années passées chez Maître Le Breton, il disposait d'une certaine liberté. Son patron le laissa habiter l'hôtel du prince. A mon retour, je n'ai cessé d'entendre louer son habileté. D'amicales qu'elles étaient, nos relations prirent une tournure plus intime. Plusieurs fois, Georges a été sur ma demande, invité à souper chez ma mère. J'ai bien vite remarqué qu'il ne laissait pas ma sœur Marie indifférente et que de son côté, il la regardait avec une certaine tendresse. Notre intimité grandissante m'a permis de sonder les intentions de Georges, poursuit Rémy Roger. Avec une grande franchise, il m'a avoué que ses sentiments pour ma sœur dépassaient le cadre de la simple amitié. Il a toutefois ajouté que son avenir était incertain, que jamais il ne pourrait économiser l'argent nécessaire pour passer les examens de la maîtrise, qu'il devrait passer toute sa vie au service des autres ou alors quitter Paris et ouvrir boutique en province. Il m'est impossible, m'a-t-il dit, d'obliger votre sœur à devenir l'épouse d'un barbier de petite ville.

Je ne vous cache pas, mon père, dans quel état de perplexité, je me suis trouvé, car le problème me semblait insoluble.

— Avec l'aide de Dieu, mon fils, tout est réalisable. Conseillez à Mareschal de subir l'examen qui se tiendra prochainement devant le lieutenant du premier-chirurgien du roi en présence des prévôts de Sant-Côme. Si comme tout me le laisse supposer, il réussit, je me chargerai de son avenir.

— Mais mon père, Georges ne sera pas seul à subir les épreuves. Que se passera-t-il si d'autres les réussissent également ?

Le Père prieur se lève. Il marche lentement, les mains au dos, puis s'arrête devant Rémy Roger. Dans son regard se lit une farouche détermination.

— Ce jeune chirurgien, dit-il, donne déjà les plus hautes espérances pour l'illustration de son art. L'article 24 des lettres patentes enregistrées le 16 avril 1669 est ainsi rédigé : « Les médecins et chirurgiens et autres officiers séculiers seront choisis par le prieur de chaque maison. Et il ajoute, en matière de conclusion : « qu'il passe avec succès l'examen. Dieu et moi ferons le reste ».

Ainsi que Rémy Roger l'avait prévu, Mareschal n'éprouve aucune difficulté à subir les épreuves. Mais plusieurs autres candidats répondent parfaitement aux questions des prévôts.

— M. Georges Mareschal est définitivement admis à l'emploi de gagnant-maîtrise à l'hôpital de la Charité, affirme quelques jours plus tard à Rémy Roger, le Père Jacques Boucher. Une lueur de malice pétille dans ses prunelles.

— J'ai eu à subir les assauts des protecteurs de nombreux candidats, mais vous le savez, mon fils, ma décision était irrévocable. Et cependant, poursuit-il, un imperceptible sourire sur ses lèvres très minces, tout comme saint Antoine, les tentations ne m'ont pas été épargnées. Le concurrent le plus sérieux de votre ami était le chirurgien qui comme vous auprès du prince de Conti, servait chez le maréchal d'Estrade. Or vous n'ignorez pas que depuis le traité de Nimègue, où en tant que diplomate, il a brillamment dirigé la discussion, le maréchal, possède une influence non négligeable. Il m'a offert une somme de cent louis (1 000 livres, soit environ 15 000 F) pour les

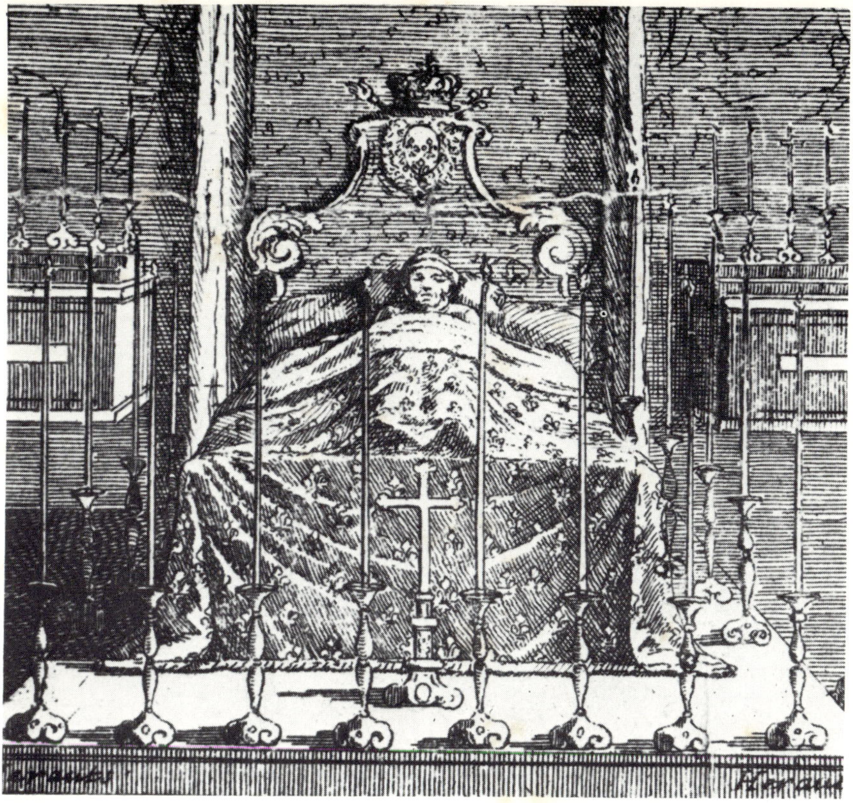

Ci-dessus :
Louis XIV sur son lit de parade, tel qu'il y parut le jour de son décès, le 1er septembre 1715. *D'après une gravure de l'époque. Musée Carnavalet.*

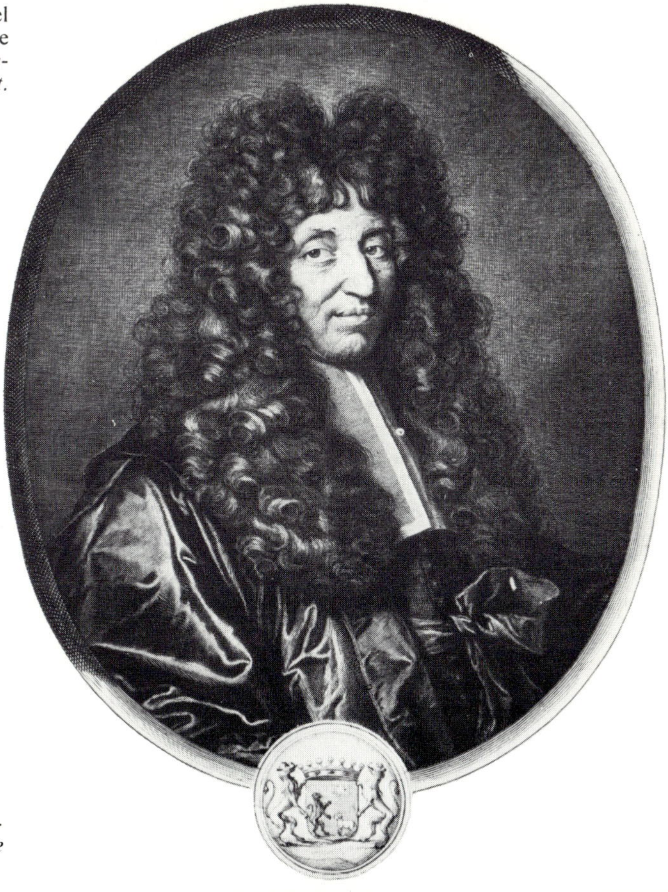

Ci-contre :
Guy Crescent Fagon, premier médecin de Louis XIV. *Musée de l'Histoire de la Médecine.*

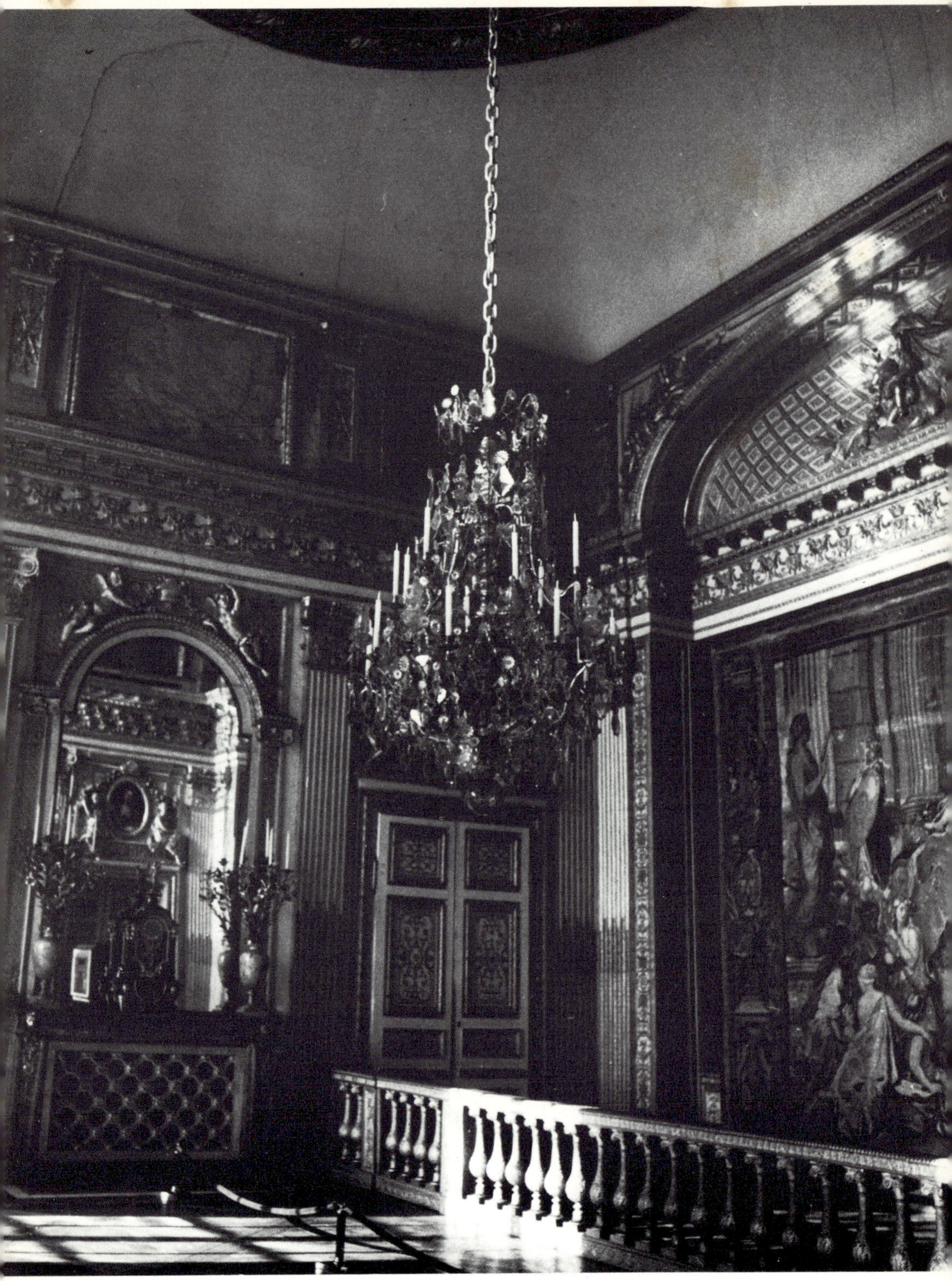

La chambre du Roi à Versailles (partie restaurée).
Photo Daniel Marchand - Nouvelles de Versailles.

malades de l'hôpital en échange de la nomination de son domestique.

Et Jacques Boucher, le visage soudain devenu grave confie : « Je veux assurer à mes malades, les soins d'un habile opérateur. J'ai vu Mareschal à l'œuvre, je suis persuadé qu'aucune somme d'argent ne pourra compenser pour eux l'avantage inespéré de l'admettre à cet emploi. Il prendra son poste en février prochain, lorsque votre stage prendra fin. »

Immédiatement informé, Georges Mareschal peut, dès lors entrevoir l'avenir avec sérénité. Il vient d'avoir vingt-six ans. Dans six ans il pourra devenir Maître de Saint-Côme, sans avoir à payer les frais considérables du grand chef-d'œuvre.

— Pensez-vous que je puisse maintenant prétendre à la main de Marie ? demande-t-il à son ami Rémy.

Pour toute réponse, celui-ci le serre dans ses bras.

Le 25 octobre 1684, le mariage de Georges Mareschal avec Marie Roger était célébré par l'abbé Nicolas Mathieu, curé de l'église Saint-André des Arts, située à la jonction de la rue qui porte toujours son nom et des rues Danton et Hautefeuille.

CHAPITRE III

LA CHARITE-DES-HOMMES

1600. La France est prospère. Henri IV s'acharne à réparer les malheurs de l'Etat grâce à une administration vigilante. Il décide alors d'embellir Paris. Il bâtit la place Royale (Concorde) et restaure tous les ponts. Il fait également construire le Pont-Neuf si exquis de proportions que chacun ne peut le contempler aujourd'hui sans une certaine émotion. Le faubourg Saint-Germain sera, de la sorte, rallié à la ville. Si la statue qui le représente évoque plus souvent un roi paillard et hardi trousseur de filles, c'est que la postérité, se borne à évoquer un seul aspect d'un personnage et pas toujours le meilleur.

Profitant de cet état d'esprit lucide et constructif, Marie de Médicis, nièce du pape, qui avait pu obtenir de son royal époux qu'il rappelât les Jésuites français de naissance, apprend que les « frères de Saint-Jean-de-Dieu » plus connus sous le nom de « Frères de la Charité », souhaiteraient s'établir à Paris afin de donner gratuitement leurs soins aux malades et aux blessés. La capitale ne dispose alors que de l'Hôtel-Dieu.

Prévoyant un accroissement démographique, soucieux également du bien-être de ses sujets, Henri IV autorise leur établissement par lettres patentes du mois de mars 1602.

Ils s'installent dans un bâtiment situé sur l'actuel emplacement de l'Ecole des Beaux-Arts. Peu après, ils s'établissent dans la partie ouest du groupe de maisons compris entre la rue Jacob, la rue des Saints-Pères, la rue Taranne (notre boulevard Saint-Germain) et la rue Saint-Benoît. Très rapidement, les frères méritent par leur savoir et leur dévouement, l'estime des Parisiens. Voltaire dira d'eux plus tard : « Ce sont, avec les religieux de la Rédemption des captifs, les seuls moines utiles. »

Les lettres-patentes d'Henri IV autorisent les religieux de la « congrégation du dévôt Jean de Dieu » à chercher et à mendier l'aumône des gens de bien pour la nourriture des pauvres malades, infirmes et nécessiteux ». Les frères ne seront pas longtemps réduits à des quêtes journalières, car la générosité parisienne enrichit l'hôpital et les dons affluent. En 1680, le nombre de lits intégralement « fondés » s'élèvera à cent. De plus, chaque hospitalisé à la Charité dispose d'une place particulière alors qu'à l'Hôtel-Dieu, il n'était pas rare que l'on couchât ensemble quatre malades. Parfois même, il est arrivé que douze ou quinze malheureux soient entassés sur le même matelas. Par contre, seuls les hommes sont admis à la Charité (d'où le nom de « Charité-des-Hommes » donné à la maison). Aucune maladie contagieuse n'est traitée. Bien entendu le taux de mortalité y est infiniment moins élevé que partout ailleurs.

La direction de l'hôpital s'effectue de façon collégiale. La maison de la rue des Saints-Pères, qui sert de noviciat pour le royaume entier, obéit à un prieur, élu pour trois ans par le chapitre général, ainsi qu'à un sous-prieur.

Lorsqu'ils s'implantent à Paris, la chirurgie se borne à la saignée, à des pansements et à quelques simples opérations ; aussi les frères pratiquent eux-mêmes ce balbutiement d'art opératoire dans leur maison. Afin que certains d'entre eux soient capables de donner aux blessés tous les soins nécessaires, le prieur, après avoir sélectionné les plus doués, les fait instruire par un moine compétent qui leur enseigne l'anatomie. Pour parfaire leurs connaissances ils accompagnent chaque jour le médecin attaché à l'hôpital, dans ses visites. Ils reçoivent d'excellentes leçons de travaux pratiques. Ainsi formés, ils pourront, au cours des années, être dirigés vers les différents hôpitaux de la Charité qui se sont construits en France, depuis 1602. Cet enseignement est une sage précaution car quatre-vingts années plus tard, après son installation à Paris, l'ordre disposera de dix-neuf maisons en province, deux à Paris, une à Charenton. Depuis leur arrivée dans la capitale, les frères se sont assurés le concours d'un garçon barbier-chirurgien qui vient deux fois par jour, exécuter les principales opérations.

Le garçon qui rendait alors les mêmes services à l'Hôtel-Dieu était admis de droit, sans frais ni examen, dans la Communauté des maîtres-barbiers-chirurgiens. Il fallait, pour cela, effectuer un stage gratuit de six ans. Marie de Médicis, alors régente du royaume, accorde aux frères des lettres-patentes en 1612. Il y est stipulé que le « garçon » de l'hôpital entrerait de plain-pied dans la Communauté des barbiers-chirurgiens après un stage de six ans, suivant la coutume pratiquée à l'Hôtel-Dieu. L'hôpital de la Charité cesse d'être le parent pauvre : il devient une maison chirurgicale à part entière et ne sera plus longtemps le seul à mériter cette faveur. Depuis 1650, le nombre des maisons hospitalières s'est considérablement accru dans la capitale et chaque maître a le droit de faire entrer un de ses « garçons » dans six hôpitaux : l'Hôtel-Dieu, la Charité, les Incurables, Bicêtre, la Salpêtrière et la Pitié.

Encore que tout soit loin d'être parfait à la Charité, c'est bien pire ailleurs. La puanteur sévit un peu partout. Aux Quinze-Vingts trois cents personnes atteintes de maux incurables, s'entassent. « Ce nombre est toujours au complet, car il suffit d'y rester une fois pour y tomber malade de la peste », écrit l'abbé Locatelli, prêtre bolognais en visite à Paris en 1664.

Mieux installés, affables, dévoués, organisés, les frères

de Saint-Jean-de-Dieu s'activent inlassablement. Leur renommée ne va pas sans déclencher de violentes diatribes. Un peu partout en France, les Communautés de chirurgiens-barbiers s'agitent. Bientôt, en province, d'habiles religieux cherchant à leur tour à se dévouer, font une concurrence acharnée auprès des praticiens locaux. En un mot, on voudrait interdire aux frères la pratique de l'art opératoire. Il faudra attendre l'année 1724 pour que le métier soit vraiment réglementé et structuré. Alors qu'il n'est que maître ordinaire à la Charité, Mareschal pense déjà à créer des écoles de chirurgie, dans tous les hôpitaux de la Charité. Il reléguera ultérieurement les frères dans leur rôle d'infirmiers, leur imposant partout des chirurgiens-majors ne dépendant que du roi. Il sera l'instigateur de la fusion médecins-chirurgiens, qui anéantira ainsi une querelle multiséculaire.

Sans qu'il soit réellement question d'une « spécialisation », l'hôpital de la Charité s'est fait une brillante réputation : mieux que partout ailleurs on y réussit la lithotomie. Le médecin anglais John Evelyn écrit déjà en 1650 : « A l'hôpital de la Charité, j'ai vu pratiquer l'opération de la taille. C'était un enfant de huit à neuf ans qui l'a subie avec le courage le plus extraordinaire. Il montra beaucoup de joie quand il vit la pierre qu'on lui avait ôtée. Le profit que, moi j'en tirai ce fut de remercier Dieu de tout mon cœur de n'avoir pas cette déplorable infirmité.

La maladie de la pierre était, en effet au XVIIe comme au XVIIIe siècle extrêmement fréquente. De nombreux enfants, surtout des petits garçons, en étaient atteints. L'anatomiste du Vernay observe que : « De trente à quarante personnes à qui on a fait l'opération, il y en a d'ordinaire plus des deux tiers qui n'ont pas dix ans. » Les nombreux mémorialistes de l'époque relatent avec beaucoup de détails les opérations de la taille.

Quant au médecin anglais Lister, il remarque, après une visite à l'hôpital de la Charité où l'on conservait dans des armoires grillagées les concrétions extraites des corps humains : « Il y a une pierre qui dépasse toute croyance. On la tira à un moine qui mourut dans l'opération. Elle était de la grosseur d'une tête d'enfant et pesait trois livres et trois onces (1,560 kg). »

Il n'est sans doute pas nécessaire de préciser qu'à une époque où l'on ignorait l'anesthésie, l'opération de la pierre, ou lithotomie, était redoutée. Incisant à vif le périnée, le chirurgien introduisait dans la vessie un instrument spécial nommé « tenette » avec lequel il retirait la pierre. Voici, décrite par le chirurgien Pierre Dionis la façon dont on disposait le patient qui devait subir l'opération : « Dans les hôpitaux, on a une chaise faite exprès, mais dans les maisons de particuliers, on se sert d'une table haute, afin que le chirurgien n'étant pas obligé de se baisser, puisse opérer plus à son aise. On met le malade sur le bord de la table après l'avoir garnie d'un matelas sous lequel on aura renversé une chaise pour fournir un plan incliné, parce qu'il faut que le malade y soit appuyé en arrière : ensuite on le lie de façon qu'il ne puisse pas interrompre l'opération par aucun mouvement, n'étant plus en son pouvoir de remuer. Les cuisses étant liées contre le ventre et les talons contre les fesses, on lie tellement ensemble le bras, la cuisse, la jambe de chaque côté qu'on est absolument maître du malade. »

Terrifiante, en effet, ne manquait d'être la situation du malheureux calculeux, livré pieds et poings liés aux incisions de son chirurgien.

Mareschal excelle dans cette opération. Il y montre une telle habileté qu'un jour il taille avec succès huit patients en « une demi-heure et quelques minutes ». Cependant le procédé est barbare. La lithotomie entraîne fréquemment des délabrements considérables. Même en cas de guérison totale, il arrive que le malade garde, sa vie durant, de nombreuses séquelles, notamment des trajets fistuleux.

Au mois d'août 1697, l'arrivée à Paris d'un moine portant habit de recollet fait grand bruit : il prétend avoir inventé un procédé tout à fait nouveau. Se rendant à la Charité, il demande à Mareschal de le recevoir et présente des lettres d'introduction très élogieuses.

— Je suis venu à Paris pour apprendre aux lithotomistes une manière particulière d'exécuter l'opération de la taille. Confiez-moi ceux de vos malades qui souffrent de la pierre et je les en délivrerai sous vos yeux, dit-il.

Mareschal est perplexe. Le moine est-il un imposteur outrecuidant ou un naïf illuminé ? Sa méfiance est d'autant plus grande que la France est sillonnée d'une foule d'empiriques intrigants qui prétendent tous posséder des secrets pour la guérison de toutes les maladies. Et puis, un incident, survenu une trentaine d'années auparavant est encore présent à l'esprit de tous les confrères de Saint-Côme. Un certain Raoux, de Bordeaux était — lui aussi — venu à Paris afin de faire connaître une méthode particulière de la taille. En France il n'est pas rare que les charlatans soient accueillis favorablement. Raoux, grâce à sa faconde, se voit adopté par le public. Le premier chirurgien, Félix le père, l'admet à opérer devant lui.

Un jour, la supercherie est découverte. Le chirurgien Collot s'aperçoit, avec stupeur que le pseudo-praticien ne se livre, en réalité qu'à des tours de passe-passe. Feignant d'opérer, il se borne à simuler. Dans sa main, Raoux cache une pierre qu'il s'apprête à montrer affirmant qu'elle provient de la vessie du malade.

Très circonspect, Mareschal contemple le frère.

— Il n'est pas dans mes habitudes de confier mes malades au premier venu, non plus que de les considérer comme des sujets d'expérience. Je ne veux pas vous répondre totalement par la négative, et je vous propose de revenir demain. Nous verrons alors si les certificats que vous venez de me présenter, et qui me paraissent dignes de foi, sont une preuve réelle de votre savoir.

Dans l'après-midi, Mareschal convoque le gagnant-maîtrise ainsi que plusieurs maîtres de la Charité.

— Ne croyez surtout pas, leur dit-il, que je considère comme vertu suprême, l'omnipotence du savoir. Il se peut que la lithotomie, telle que nous la pratiquons puisse être améliorée. Il serait bien vain de notre part de nier toute idée de progrès. Mais je refuse énergiquement de courir à l'aventure et de risquer inutilement la vie d'un de nos calculeux. Demain, nous proposerons au frère Jacques d'opérer un cadavre, dans la vessie duquel nous aurons au préalable, introduit une pierre. Ainsi, sans le moindre danger, nous le verrons à l'œuvre.

Le lendemain, toujours humble et réservé, le frère Jacques se présente.

— Celui-là, ricane un des chirurgiens, on ne peut pas dire que ce soit la superbe qui l'étouffe ! Il ne peut guère compter que sur son habileté.

— Ne présumons pas trop de l'apparence, chuchote un autre : l'habit ne fait pas le moine !

Devant cette petite assemblée aux regards un peu sceptiques autant que perplexes, frère Jacques se trouble. Ses gestes sont maladroits, saccadés. Il réussit son extraction, mais n'est parvenu à convaincre personne. Un peu dépité, il range ses instruments et se retire sans mot dire.

Ce semi-échec ne l'a pas découragé. Econduit à la Charité, il part à pied pour Fontainebleau. La Cour y séjourne et il sait qu'il pourra présenter une lettre d'introduction au docteur Duchêne, médecin des enfants de France. L'accueil qu'il reçoit est nettement plus favorable qu'à l'hôpital. Les médecins qui affichent à l'égard des chirurgiens une condescendance teintée de mépris — pour eux, ce ne sont que des « manuels » dont les connaissances vont à peine au-delà de celles des maîtres charcutiers ou des maîtres bouchers — n'offrent aucun ostracisme au religieux. Chaudement recommandé, nanti de certificats élogieux, ils n'ont aucune raison de ne pas écouter frère Jacques.

Mieux encore, Duchêne le présente au premier-médecin Fagon, à Bourdelot, premier-médecin de la duchesse de Bourgogne et au premier-chirurgien Félix.

Si Mareschal s'était montré réticent, Félix, au contraire s'empresse.

— Je connais, dit-il au frère, un jeune apprenti-cordonnier qui est affligé d'un calcul.

Et, sans même prendre de plus amples renseignements, il fait venir le jeune homme. L'opération s'effectue en présence de la plupart des médecins et chirurgiens de la Cour. Miracle ! Elle réussit parfaitement et Félix apprécie tant cette nouvelle méthode qu'il offre l'hospitalité au religieux jusqu'au départ du roi. Trois semaines plus tard le cordonnier est sur pied et sa guérison apporte au frère Jacques une certaine notoriété. Non seulement il se prétend lithotomiste mais encore il affirme qu'il connaît également une méthode personnelle pour soigner les hernies. Qu'à cela ne tienne : d'emblée on lui confie des malades atteints d'une « descente ». S'il arrive à exécuter correctement ses réductions, ceux qui sont opérés ne chantent pas les louanges du frère : il les a tous émasculés. Sans être plus inquiété, frère Jacques, à qui on a simplement conseillé de s'en tenir à la lithotomie, poursuit ses « travaux ». Le 25 octobre 1697, la Cour quitte Fontainebleau pour Versailles et le frère retourne à Paris où il n'est bruit que de son habileté. « Tout est mode en France, dit à son propos Saint-Simon, cet homme-là y était tellement qu'on ne parlait que de lui. »

A l'Hôtel-Dieu, comme à la Charité, c'est le religieux — plus que sa méthode — qui est contesté. Cependant M. de Harlay, premier-président du Parlement l'impose comme opérateur dans ces deux hôpitaux.

Aussitôt, il y a affluence pour le voir travailler. « Il n'y a pas un médecin ni un chirurgien, note Dionis, qui ne s'efforce d'entrer ; il faut des gardes pour empêcher la foule, il y a parfois jusqu'à deux cents personnes à la fois, présentes à ses opérations. »

Un an après, Mareschal prouvera à ses confrères de la Charité que c'est le manque de connaissance plus que le procédé qu'il faut condamner. Il avoue lui-même avoir appris quelque chose en le voyant tailler.

Quant à Félix, consterné de s'être si vite enthousiasmé aux seules vues de quelques certificats, il s'efforcera plus tard de dissuader le docteur Fagon de porter son choix sur le frère Jacques, qu'il juge, à présent par trop ignare et pas suffisamment intelligent pour admettre que, quel que soit le don, il faut, avant tout des bases d'enseignement solides. Cette inconséquence, le premier-chirurgien y songe tellement qu'il mettra désormais tout en œuvre pour élaborer, avec Mareschal les statuts qui donneront aux chirurgiens une structure stable, forte et régénératrice. La profession connaîtra, dès lors, une dignité à laquelle elle n'avait jamais pu atteindre.

Au mois de juillet 1699, tous les praticiens s'occupant de chirurgie se voient soumis à l'autorité du premier-chirurgien de Sa Majesté, alors qu'auparavant, c'est le lieutenant général de la police qui assurait la juridiction de la Communauté [1]. Les quelque cent cinquante articles des statuts de 1699, en dépit de leur imperfection honorent la mémoire de Félix qui a, ainsi, racheté sa légèreté.

Chef du service chirurgical de la Charité en 1692, Mareschal, âgé de trente-trois ans s'est refusé de choisir la solution de facilité qui consistait à devenir « chirurgien auprès de la personne d'un grand seigneur ».

Rue Jacob, où il demeure, avec sa femme, il a, au rez-de-chaussée, ouvert une boutique. Ayant foi en son talent, il parviendra au suprême honneur d'être choisi par le roi.

Il dispose à présent de deux apprentis qu'il emmène,

1. A cette époque, c'est le marquis d'Argenson qui occupait ce poste après avoir pris la succession de M. de la Reynie.

chaque matin à la Charité. Le petit trio n'a que quelques pas à faire pour gagner le cul-de-sac précédant l'entrée de l'hôpital qui dispose seulement de trois salles. La plus grande, la salle Saint-Louis est affectée aux fiévreux et seuls, les docteurs y pénètrent. Mareschal et ses aides se bornent à la traverser puis ils montent à l'antichambre et entrent alors dans la salle de la Vierge, où l'on plaçait les blessés puis, enfin ils parviennent dans la salle Saint-Jean, réservée au traitement des graves maladies chirurgicales : calculs, fistules, anthrax, fractures ouvertes, hernies etc.

C'est un véritable groupe qui s'est formé, lorsque commence la visite. A Mareschal et ses deux « garçons », se sont joints le frère chirurgien accompagné de ses novices et le frère apothicaire. Un des médecins de l'hôpital dirige la visite des malades. C'est lui qui prescrit les remèdes à employer, en fonction du diagnostic qu'il a établi, ainsi que les saignées à faire. Seuls les cas relevant exclusivement de la chirurgie pure sont laissés à Mareschal.

Petit à petit, le métier de chirurgien sort de cette sorte d'impasse léthargique dans laquelle les médecins s'efforcent de le laisser croupir (depuis qu'Ambroise Paré, chirurgien d'Henri II a découvert la ligature des artères, cent ans auparavant les progrès accomplis ont été, sinon nuls, du moins insignifiants). Des hommes tels que Roberdeau, Tribouleau, Haustome, Passerat réussissent avec éclat de difficiles opérations. Félix fils, secondé par Bessières a brillamment opéré le roi de sa fistule en 1686. Alphonse Passerat, érudit, parlant couramment le latin, le grec et l'italien soigne Mme de Sévigné.

Une lettre de la marquise, à son propos, consacre le praticien tout en donnant, à l'ensemble de la profession une autre dimension, celle d'une communauté en pleine renaissance : « Il y a douze jours que je suis enrhumée de manière à faire peur, écrit-elle au comte de Guitaut. Je voulus pour Olivier passer un peu par les mains de notre beau Passerat : il me fit une saignée admirable, après avoir examiné près d'une heure avec quel soin la Providence cache mes veines aux yeux des plus habiles chirurgiens. Ce coup de lancette m'a guérie. »

Certes, on peut être un peu sceptique quant au pouvoir d'une saignée sur un rhume de cerveau, mais cette lettre prouve que la profession de chirurgien se dépouille peu à peu du mépris dans laquelle elle s'est jusqu'alors maintenue.

Quelques hommes en effet augmentent, tant en France qu'en Europe le renom de la Communauté de Saint-Côme en pleine renaissance.

De nombreux étrangers viennent à Paris pour les voir opérer. Le médecin anglais Lister leur consacre de nombreuses pages.

A la veille d'être nommé chirurgien en chef de la Charité — il exerce la maîtrise depuis trois ans — Mareschal rêve d'un bâtiment qui, par ses proportions, permettrait à l'art opératoire, de progresser. La « première pierre » du futur amphithéâtre de chirurgie est solennellement découverte le 2 août 1691 par François du Tertre « déclarant agir au nom de messire Charles-François Félix, écuyer, seigneur de Stains, premier-chirurgien de Sa Majesté ».

CHAPITRE IV

UNE BOUTIQUE RUE JACOB

Infesté de malandrins, de voleurs, de tire-laine, étroit, malodorant et sale, tels sont les adjectifs qui pourraient décrire Paris, à la fin du XVIIe siècle. La population s'entasse dans des antres sordides. Le docteur Lister émet cette remarque : « La portion de la ville occupée par le petit peuple est, toutes proportions gardées, beaucoup plus peuplée qu'à Londres. Ici nombre des maisons sont habitées par quatre, cinq ou dix ménages ou familles, principalement dans les quartiers commerçants. »

Les conditions d'hygiène sont épouvantables : si le « tout à l'égoût » n'existe pas, le « tout à la rue » est de pratique courante : eaux grasses, récipients de toilette, sont expédiés sans ménagement par les fenêtres. Si le malheureux passant ne s'écarte pas avec promptitude lorsque retentit « gare à l'eau ! » il risque fort d'être copieusement arrosé... et empuanti pour un moment. Les résidus liquides s'écoulent dans un ruisseau central au milieu de la chaussée, c'est pourquoi les galants offrent toujours à leurs belles de tenir « le haut du pavé ». Dans son langage truculent et réaliste, la princesse Palatine déplore ces repoussantes traditions ; comme, en plus, elle déteste Paris — chaque voyage dans la capitale lui cause d'insupportables migraines — elle ne se prive pas d'en faire une description imagée : « Paris est un endroit très chaud. Les rues ont si mauvaise odeur qu'on ne peut y tenir. L'extrême chaleur y fait pourrir beaucoup de viandes et de poissons et cela, joint à la foule des gens qui pissent dans les rues, cause une odeur si détestable qu'il n'y a pas moyen d'y tenir. »

Depuis qu'il est marié, Mareschal habite avec sa femme, un petit logement, rue Saint-André-des-Arts. Quant à son beau-frère, Rémy Roger admis dans la Communauté des chirurgiens de Paris, il a ouvert une boutique et tire largement profit de la barberie. Au cours des années, la famille va se développer. Nommé officiellement « gagnant-maîtrise » de la Charité le 3 février 1685, Mareschal est la même année, père d'un premier fils qu'il prénomme Georges, comme lui.

Deux fois par jour, Mareschal se rend à la Charité pour y panser les blessés ou les opérer. De nombreux confrères de Saint-Côme — établis à leur compte — retournent également à l'hôpital. Aucun n'en tire de ressources financières, mais leur expérience, leur habileté se parfait. D'autre part, posséder le titre de « maître chirurgien de la Charité » donne confiance à la clientèle privée, toujours avide hier, comme aujourd'hui, de diplômes. Mareschal, ses visites terminées s'en va, saigner ici, opérer là, sans que la Communauté puisse lui reprocher l'exercice illégal de la chirurgie.

Un an plus tard, il quitte la paroisse Saint-André-des-Arts et, afin de se rapprocher de la Charité, il décide d'habiter rue Jacob. En 1688, avant que sa maîtrise soit achevée, il est nommé « maître en chirurgie ».

Mareschal et son épouse respirent enfin. Ils demeurent à présent dans un appartement suffisamment vaste qui leur fait oublier l'exiguïté du premier. Les écus commencent à affluer, en même temps qu'une certaine renommée, encore qu'elle ne se limite qu'à la paroisse.

Bonne épouse, excellente maîtresse de maison, Marie

engage une servante, puis deux. Elle conserve toutefois la haute main sur les finances du ménage et ne supporte pas qu'une autre qu'elle-même effectue les achats. Il n'y a guère de commerçants en boutique, mais qu'est-il de plus savoureux que de chercher les marchands ambulants qui pullulent et s'efforcent, à grand renfort de cris pittoresques, de vanter leurs produits : « Prenez ma carotte, elle donne la cuisse rose ! » « Fromage de Roquefort et de Brie ! » « Mes cervelas, gros comme le bras ! » « Mon poireau : il est bon et beau ! » Parfois une plaisanterie graveleuse fuse, mais le public parisien est bon enfant, les grasses commères s'esclaffent et ripostent vigoureusement.

La famille Mareschal coule, rue Jacob, des jours heureux et laborieux. Bientôt, un nouvel échelon sera franchi.

Le magasin du rez-de-chaussée est occupé par un tailleur qui arbore fièrement l'enseigne du « Ciseau d'Or ». Malheureusement pour lui, l'artisan a fort mal géré ses affaires qui vont de mal en pis, et le tailleur décide de fermer boutique. Mareschal saisit l'occasion au vol. Désormais, au lieu de tailler les habits, on taillera les clients.

Voilà donc Mareschal établi. Rapidement, il se lie avec les principaux chirurgiens de Paris et de la Cour. C'est François du Tertre, suppléant de Félix, premier-chirurgien du roi comme chef de la Communauté de Saint-Côme qui est le parrain de son cinquième enfant.

Bien souvent du Tertre vient, à l'improviste, chez les Mareschal après le souper.

— Mon ami, demande-t-il un soir, offrez-moi, je vous prie un peu de votre excellent vin d'Espagne, la journée a été pénible.

Sans être particulièrement émotif, le praticien supporte difficilement d'être tenu d'assister les accusés soumis aux tortures de la « question ». Etant « chirurgien au Parlement », sa charge l'y oblige.

— Cette besogne me répugne, explique du Tertre, après avoir bu une large rasade. Le bourreau dépasse les bornes.

Autrefois, son prédécesseur se contentait d'appliquer le chevalet, les brodequins, le coquemar. Celui-là raffine à plaisir, semble-t-il, dans sa sinistre tâche. Aujourd'hui, il a interrogé une ribaude soupçonnée d'avoir, naguère, comploté avec La Voisin. Et pourtant, la sorcière a grillé en Grève en 1680 ! Après avoir fait avaler à cette malheureuse plusieurs pintes d'eau, il lui a fourragé les seins avec des tenailles rougies. Puis, devant le mutisme absolu de la fille qui, à mon avis, ne savait rien, furieux de ne pas obtenir les aveux qu'il escomptait, ce sinistre exécuteur lui a enfoncé, au plus profond d'elle-même, une corne percée dans laquelle il a versé du plomb fondu.

A-t-elle au moins parlé ? questionne Mareschal.

— Elle a tout juste eu le temps de vomir, en éclaboussant le juge et le confesseur, de pousser des hurlements qui me poursuivront longtemps, et de mourir, les yeux plus exorbités que je ne l'avais jamais vu. Quant à ces messieurs de la police, poursuit du Tertre, ils ont complimenté le bourreau sur sa méthode, l'assurant qu'ils parleraient de lui en termes élogieux à M. de la Reynie.

Marie, qui s'était éclipsée, peu soucieuse d'entendre ces récits qui la bouleversent, revient, tenant à la main une assiette d'argent. Elle espère que quelques friandises changeront la conversation.

— Voici des massepains que la cuisinière a terminés tout à l'heure, propose-t-elle. Goûtez-en, ils sont parfumés au musc.

Du Tertre et Mareschal se servent puis, de nouveau, remplissent leur verre. Egayé par le vin, heureux de se trouver en compagnie d'amis qu'il aime bien, du Tertre, le visage soudain détendu enchaîne :

— Hier, j'ai rencontré Tancrède. Il est toujours premier-chirurgien de Monsieur, mais a beaucoup vieilli et il reconnaît lui-même qu'il lui arrive de manquer ses saignées. Il était tout émoustillé de ce que lui a promis Boileau. En effet, il m'a raconté qu'ayant récemment offert une collation dans l'appartement qu'il occupe dans le château de Monsieur à Saint-Cloud, il avait convié M. Marchand, pourvoyeur de la maison de Madame, Mlle Lefroy et M. Boileau. Connaissant le caractère excécrable de Mme Marchand, il avait omis de l'inviter. Comment fut-elle avertie, nul ne le saura, mais au moment où ils y pensaient le moins du monde, elle arriva, furieuse, échevelée, fit un vacarme épouvantable et dérangea toute la fête.

— Et qu'a donc promis M. Boileau Despreaux ? demande Mareschal.

— Il a juré de se venger de cette furie en la dépeignant dans une « Satire contre les femmes »...

Lorsque paraîtra la Satire, Tancrède ne manqua pas de reconnaître Mme Marchand dans l'épouse tourmentée de jalousie que dépeint le poète. S'adressant à Alcipe, elle saura :

« Souvent de ta maison, gardant les avenues
« Les cheveux hérissés t'attendre au coin des rues
« Te trouver en dix lieux de vingt portes fermées.

***

Depuis 1692, Mareschal occupe la fonction de chirurgien en chef de la Charité après avoir remplacé Claude Morel, qui estimait qu'à soixante-deux ans, il était en droit de s'épargner les fatigues d'un service régulier à l'hôpital. Rue Jacob, la clientèle s'accroît, la réputation se fait de bouche à oreille ; on consulte le praticien.

C'est le littérateur Palaprat bien oublié de nos jours, qui apportera à Mareschal une notoriété débordant largement cette fois, le cadre étroit du quartier Saint-Sulpice.

Palaprat : ce nom ne dit plus rien à personne. Le Nouveau petit Larousse illustré l'ignore. Et cependant, Jean Palaprat, seigneur de Bigot, né à Toulouse en 1649 eut son heure de célébrité grâce aux vaudevilles qu'il écrit avec l'abbé de Brueys.

Estimant que la littérature ne nourrit pas assez son homme, Palaprat assure sa sécurité matérielle en devenant secrétaire aux commandements du lieutenant général de Vendôme, fils du bouillant duc de Vendôme qui s'illustra sous la Fronde.

Mais, la pierre incommode Palaprat. En 1695, alors qu'il accompagne le grand prieur qui commande une armée en Italie il se voit contraint de regagner la France pour se faire soigner. C'est Mareschal qu'il va trouver rue Jacob. L'opération a lieu le 14 janvier 1696 ; non seulement elle réussit parfaitement, mais encore, une sympathie s'établit entre l'opéré et le praticien. « La joie ou la gaieté est une des choses les plus nécessaires au succès de toutes les opérations de la médecine, écrit Palaprat après sa guérison. Quand M. Mareschal me fit cette opération si terrible dans la poltronne imagination de la plupart du monde, je suis persuadé que, si son habileté et la légèreté de sa main commencèrent ma guérison, la douceur et la gaieté de son humeur la perfectionnèrent. Il ne s'approchait jamais de moi qu'avec un visage riant, je tâchais de le recevoir de même et cette attention empêchait que l'abattement du corps ne passât jusqu'à l'esprit. »

A propos du « corps étranger » qui l'a fait souffrir pendant si longtemps, Palaprat en parle avec humour : « J'ai bien été, pendant dix ou douze années, nouveau Sysiphe, à rouler une grosse pierre. »

Dithyrambique sur son chirurgien, le littérateur a pris les médecins en aversion.

— Comment donc se nomme le docteur qui, à votre insu, sans que je l'eusse appelé, de sa seule autorité, me fit donner une purgation dont je pensais crever ? demande-t-il à Mareschal.

— Je pense que vous voulez parler de M. Lebel, qui a été médecin de Mme la duchesse d'Orléans.

— Je vous promets que celui-là entendra parler de moi !

Un an plus tard, Palaprat et Brueys font représenter au

Théâtre Français une pièce appelée « les Empyriques » dans laquelle ils mettent en scène les médecins-charlatans qui pullulent à Paris. Juste revanche !

⁂

Depuis quelque temps, sans qu'il connaisse une véritable notoriété, Mareschal est non seulement estimé mais encore apprécié. De ce fait, il se rend fréquemment à Versailles, chez le premier-chirurgien Félix. Au milieu d'une société choisie, il rencontre Boileau et Racine. Lorsque le soir il rentre chez lui, rue Jacob, il raconte à son épouse les petits potins de la Cour.

— Vois-tu, Marie, j'ai encore beaucoup de mal à imaginer que deux personnages ainsi chargés de fonctions officielles aient pu se conduire de la sorte ! Racine et Félix ont évoqué avec de grands éclats de rire, une farce d'étudiants qu'ils firent à Boileau. Même alors qu'il était jeune homme, l'écrivain était de mœurs austères. Et voilà nos deux complices qui décident de constater jusqu'à quel point leur ami Boileau restera vertueux. Ils le conduisent un jour chez une fille dont les mœurs étaient connues pour leur légèreté et la lui présentent comme la cousine de l'un d'eux. Déjà Boileau, d'une extrême courtoisie, se confond en égards et en respects lorsque tout à coup, la fille, se plaignant d'être incommodée par une puce, trousse sa jupe et sa chemise, se découvrant jusqu'à la ceinture. Stupéfait, indigné, horrifié, Boileau s'enfuit sur-le-champ, sans plus de salutations. »

Pour Georges et Marie Mareschal qui avaient déjà rencontré Boileau chez Mme Tancrède, marraine de leur fils François, l'anecdote n'a rien de bien surprenant. Dans ce siècle plein de paradoxes, la vertu la plus farouche s'oppose à la débauche la plus éhontée. Quant à Racine, Mareschal l'a connu grâce à son ami du Tertre. Séduit par l'habileté du praticien, le poète lui demande d'être le chirurgien de sa famille. Comme Racine, qui a sept enfants tient à ce qu'ils soient attentivement surveillés et qu'en plus il demeure rue des Marais-Saint-Germain (notre actuelle rue Visconti) le chemin n'est pas long à parcourir.

Racine raconte lui-même la terreur qu'il a éprouvée en trouvant un jour sa fille Fanchon sans connaissance. « Je l'ai trouvée renversée sur son lit, la tête qui lui traînait à terre, le visage tout bleu, tout bouffi, sans la moindre connaissance, avec une horrible quantité d'eaux qui l'étouffaient et qui faisaient un bruit effroyable dans sa gorge : enfin, une véritable apoplexie, écrit-il à son fils Jean-Baptiste « Gentilhomme ordinaire du roi » et qui se trouve à La Haye avec les plénipotentiaires de Ryswick. J'ai fait un grand cri et je l'ai prise dans mes bras, mais sa tête et tout son corps n'étaient plus que comme un sac mouillé ; ses yeux étaient tout renversés dans sa tête ; un moment plus tard elle était morte.

Votre mère est venue toute éperdue et lui a jeté deux ou trois poignées de sel dans la bouche, en lui ouvrant les dents par force. On l'a baignée d'esprit de vin et de vinaigre mais elle a été plus d'une demi-heure entre nos bras, dans le même état que je vous ai représenté, et nous n'attendions que le moment qu'elle allait étouffer. Nous avions envoyé chez M. Mareschal et chez M. du Tertre mais personne n'était au logis. A la fin à force de la tourmenter, de lui faire avaler par force, tantôt du vin, tantôt du sel, elle a vomi une quantité épouvantable d'eaux qui lui étaient tombées du cerveau dans la poitrine. Elle a pourtant été deux heures entières sans revenir à elle et il n'y a qu'une heure à peu près que la connaissance lui est revenue.

Elle m'a entendu dire à votre mère que j'allais vous écrire et elle m'a prié de vous faire ses compliments : c'est en quelque sorte la première marque de connaissance qu'elle nous a donnée. »

Lorsque Mareschal se rendit chez Racine, l'alerte était passée, Fanchon sauvée. Un peu plus tard, Jean-Baptiste

Racine répondit à son père et estima que sa sœur « ne se mouchait pas assez ». Quant à Fagon mis au courant peu après, il diagnostiqua un « catarrhe suffoquant ».

L'émotion qu'a ressentie Jean Racine, en cette journée du 31 mars 1698, a une profonde incidence sur une affection hépatique dont il souffrait de façon presque chronique. Il est pris d'une fièvre violente que les médecins arrivent à faire diminuer à force de quinine. Les jours, les semaines passent. Racine se croit guéri quand une grosseur se présente dans la région du foie. Les médecins affirment que c'est sans gravité. Cependant Racine continue de souffrir. La grosseur se transforme en abcès et les suppurations sont de plus en plus fréquentes. Le poète demande alors à du Tertre et à Mareschal ce qu'ils en pensent.

— Opérer, répondent laconiquement les deux chirurgiens.

L'abcès est ouvert le 19 avril 1699. Hélas, le traitement était pratiqué trop tard et, malgré les efforts, le malade ne survit que trois jours à l'intervention ; il meurt le 22 avril.

Ce n'est pas, à proprement parler, un insuccès de la chirurgie ; d'ailleurs, personne ne reprochera à Mareschal et à du Tertre de n'avoir pu sauver Jean Racine.

***

Mareschal continue de mener parallèlement ses activités de chirurgien en chef de la Charité, tout en exerçant rue Jacob. Il ne quittera la « boutique » que pour prendre, sur l'ordre du roi, le chemin de la Cour.

Chez lui, les fraters [1] se succèdent. Mareschal met un point d'honneur à leur assurer la formation qu'il n'a pas lui-même reçue.

Plusieurs de ces « garçons » y acquièreront par la suite une certaine notoriété. Ainsi François Malissain, voulant

1. Nom donné aux apprentis chirurgiens-barbiers.

parfaire ses connaissances passera avec succès les épreuves du doctorat en médecine.

Claude Le Cat choisira, ses examens terminés, de se retirer en Picardie, mais son fils Claude-Nicolas Le Cat, instruit par son père deviendra un des plus habiles chirurgiens du XVIIIe siècle.

Le botaniste allemand Camératius passe cinq mois chez Mareschal alors qu'il n'est encore que gagnant-maîtrise. Un peu plus tard, l'anatomiste belge Palfin, inventeur du forceps « tire-tête » accompagnera ponctuellement le chirurgien en chef de la Charité auprès de ses malades.

Le pensionnaire le plus connu, qui a résidé chez Mareschal est incontestablement François Gigot de la Peyronie.

Beaucoup plus tard, maître et élève réorganiseront l'enseignement chirurgical et favoriseront par d'utiles fondations, les progrès de leur art, développant ainsi les idées de Félix qui, le premier a été conscient qu'il fallait introduire parmi les chirurgiens de Paris et de la Cour l'indispensable discipline.

CHAPITRE V

CONSEQUENCES D'UN APPETIT BOULIMIQUE

« Sire, la viande que Votre Majesté a commandée est prête. » Dès que cette phrase rituelle est prononcée par le premier maître d'hôtel ou par le premier gentilhomme de la chambre, Louis XIV sourit et se lève ; son appétit est prodigieux et, matin et soir, dans un cérémonial fort strict il se prépare à absorber une quantité d'aliments qui peut laisser rêveur.

A son premier déjeuner matinal, pris en sortant du lit, il n'a bu qu'un bouillon ou une tisane de sauge et il se réjouit de voir arriver l'heure du dîner, généralement servi à 1 heure. Potages : deux chapons vieux pour potage de santé (on donnait à l'époque le nom de potage, non seulement aux soupes mais encore aux plats contenant des légumes), quatre perdrix aux choux. Petits potages : six pigeonnaux de volière pour bisque, un de crêtes et de béatilles (les béatilles sont des mets délicats tels que ris de veau, crêtes de coq, foie gras etc.). Deux petits potages hors-d'œuvre : un chapon hâché pour un, une perdrix pour l'autre. Entrées : un quartier de veau et une pièce autour, le tout de vingt livres ; douze pigeons pour tourte. Petites entrées : six poulets fricassés ; deux perdrix en hachis. Quatre petites entrées hors-d'œuvre : trois perdrix au jus, six tourtes à la braise, deux dindons grillés ; trois poulets gras aux truffes. Rôt : deux chapons gras ; neuf poulets, neuf pigeons, deux « hétourdeaux » (jeunes chapons), six perdrix, quatre tourtes.

En dehors de ces plats sérieux, d'autres menus délicatesses viennent agrémenter, selon la saison, la table royale.

On sert, en supplément des saucisses, des boudins blancs, des mirotons, des casseroles de riz et du salpicon (panaché de volailles, de gibiers, de poissons émincés, accommodé de foie gras, de champignons et de truffes).

Le « fruit » ou dessert se compose de fruits crus, servis dans des bassines de porcelaine, de confitures sèches et de différentes compotes appelées confitures liquides.

Quant au souper généralement servi vers 10 heures, seules de délicates variantes en modifient l'élaboration : « Deux chapons vieux, douze pigeons de volière. une perdrix au parmesan, quatre autres pigeons, six poulets, huit livres de veau, trois poulets gras, un faisan, trois perdrix, deux poulardes, quatre hétourdeaux, neuf poulets, huit pigeons encore, quatre tourtes. S'estimant sans doute insuffisamment nourri, le roi exige un peu plus et on rajoute à ce pantagruélique menu deux entrées supplémentaires : quatre perdrix, sauce à l'espagnole et deux poulets gras en pâtés grillés. Le rôt, s'agrémente de deux petits plats, l'un de chapon, de bécasses et de sarcelles, l'autre de cinq perdrix.

Craignant toutefois une fringale au cours de la nuit, le roi dispose, tout près de son lit, d'un léger en-cas : trois pains, deux flacons de vin et... une carafe d'eau !

Heureusement le carême permettait à l'estomac royal de se reposer de toutes ces sauces, gibiers, venaisons qui ne manqueraient pas de terrasser le plus robuste mangeur de notre époque en un seul repas.

Les jours maigres sont donc consacrés à l'abstinence. Cependant le roi, craignant de s'affaiblir exige — équilibre diététique avant toutes autres considérations — de débuter par un potage d'hygiène composé d'un chapon, de quatre livres de bœuf, quatre livres de veau, quatre livres de mouton.

Dès lors, il peut commencer à jeûner et le dîner ne comporte qu'une carpe, un cent d'écrevisses, un potage au lait, deux tortues, un potage aux herbes, une sole, un ragoût à l'eau, un grand brochet, quatre soles moyennes, deux perches, deux soles, un cent d'huîtres, six vives.

Pour rôti : un demi grand saumon et six soles.

Au souper, le repas est encore plus frugal : deux carpes, un potage aux herbes, une perche, un autre potage aux herbes, un brochet, trois autres perches, trois soles, une truite, deux macreuses, un demi grand saumon et une grande carpe.

De nombreux préparatifs, conformes à l'étiquette ont précédé le moment où le roi s'étant assis, s'est essuyé les doigts et a commencé son repas.

Depuis le règlement du 7 janvier 1681, les maîtres d'hôtel, les gentilshommes servants, le maître de la chambre aux deniers, le contrôleur de la bouche, les contrôleurs clercs d'office et les officiers de bouche constituent le bureau de la maison du roi.

Trois fois par semaine, ils se réunissent. Le samedi, ils établissent les menus quotidiens, le lundi et le mardi, ils établissent le bilan des dépenses qu'entraîneront ces menus.

Les maîtres d'hôtel contrôlent eux-mêmes la livraison des aliments royaux et s'assurent que le contrôleur de la bouche veillera à leur bonne qualité.

En effet, les empoisonnements criminels n'étaient pas rares à l'époque, le roi lui-même désigne celui qui remplira cette mission.

Le Bureau de la maison du roi commande au nombreux personnel qui compose les sept offices, eux-mêmes hiérarchisés.

Les cuisines où l'on prépare les aliments royaux portent

le nom de « bouche du roi ». Elles se trouvaient dans la partie est du grand commun.

Partant de la « bouche », le cortège de la viande traversant la cour intérieure du grand commun et, passant par le côté ouest, sort dans la rue de la Surintendance (aujourd'hui rue de l'Indépendance Américaine) c'est un premier parcours de soixante-quatre mètres.

Au milieu de l'aile du midi s'ouvrait une porte par laquelle la « viande » ayant franchi la rue, pénétrait dans le palais. Trois gardes du corps fermaient la marche : ils avaient ordre de ne laisser personne approcher la « viande ».

La petite troupe. après avoir gravi un escalier, aujourd'hui démoli, tournait à droite et entrait dans une salle faisant communiquer l'aile du midi avec le corps du château, ce qui représente environ cent soixante mètres.

Pour gagner le salon où mangeait le roi, le cortège traversait la grande salle des Gardes du roi. Depuis la « bouche », il avait parcouru un chemin total de trois cents mètres.

Présidant au transport d'un repas composé de cinq services, le maître d'hôtel et son cortège n'accomplissaient pas moins de dix fois le trajet de la table royale à la « bouche ».

Au moment du dessert, le parcours dépassait les trois kilomètres et trois cent vingt personnes s'occupaient exclusivement de la nourriture.

Pendant que l'on s'agitait ainsi autour du roi, le « grand couvert » suivait son cours majestueux.

Si, dans la jeunesse du roi, la cour de Louis XIV était gaie, vivante, maintenue en haleine par ses amours, la fin du règne est pleine d'ennuis.

La pétulante Françoise d'Aubigné, après avoir été la veuve du poète Scarron, puis, gouvernante des enfants royaux, s'est transformée en personnage austère et aigre.

« Le soir, je soupe avec le roi, écrit en février 1707, la

princesse Palatine. Nous sommes cinq ou six à table. Chacun avale son affaire, sans dire une parole, et s'observe comme dans un couvent. Tout au plus, dit-on tout bas un couple de mots à son voisin. »

Imperméable à l'ennui, le roi absorbe cette quantité gigantesque d'aliments qui a sans doute contribué à provoquer de nombreux troubles d'ordres divers, intéressant tant ses médecins que ses chirurgiens.

Si l'enfant royal qui devait régner sous le nom de Louis XIV est né avec deux dents, toute sa vie, le souverain en souffrit et à quarante ans, il ne lui restait plus dans la bouche que quelques chicots noirâtres et gâtés.

Toutes les dents de la mâchoire supérieure gauche avaient été ôtées et l'opération si maladroitement pratiquée que les aliments et les boissons qu'il absorbait en abondance lui ressortaient souvent par le nez avec un affreux gargouillement : une partie de son palais avait été arrachée au cours de l'extraction.

Toute sa vie, Louis XIV fut affligé de nombreuses infirmités corporelles. Valot, Daquin et Fagon, qui ont été ses premiers-médecins ont énuméré les lavements, les purgations, les tisanes, les gargarismes, les cataplames, les opiats, les pilules, les liniments, les baumes, les lotions, les emplâtres et les embrocations que nécessitaient ses nombreuses maladies. Ses indispositions, ses indigestions, la goutte, les vertiges, la dispepsie et une tendance à la congestion, sans doute tempérée par les saignées ont été minutieusement décrites dans le « journal de la santé du roi ».

Il subit également plusieurs cruelles opérations : la plus célèbre est l'incision de la fistule anale, en 1686, trois années après la mort de la reine Marie-Thérèse.

Félix, son premier-chirurgien, qui pratique l'intervention, reçoit en présent l'énorme somme de cent cinquante mille livres (environ un million huit cent mille de nos francs actuels), le domaine des Moulineaux, des lettres de noblesse... et une maladie nerveuse, causée par la terreur qu'il avait éprouvé, en incisant le royal anus.

L'automne à Fontainebleau est féerique. Grand marcheur et grand chasseur, aimant passionnément monter à cheval, le roi apprécie particulièrement cette somptueuse forêt, parsemée de sentiers débouchant parfois sur un horizon imprévisible. Le soleil joue dans les feuillages tantôt ambrés tantôt d'ocre brûlé. La brise délicate anime les arbres, multipliant à l'infini l'exquise variété des tonalités subtiles.

Et cependant, cet automne 1686, n'a pas, pour Louis XIV le charme tant attendu. Il souffre tellement qu'il ne peut rester longtemps assis. Les malaises ont débuté au début de l'année.

— Sire, lui dit Daquin, son premier-médecin, le mal dont souffre Votre Majesté ne ressort ni de mon savoir, non plus que celui de M. Fagon, mais de votre premier-chirurgien, M. Félix.

Le roi, fort contrarié, désire que cette maladie demeure secrète. Il ne se confie qu'à Fagon et Félix, puis en parle également à Mme de Maintenon et au marquis de Louvois, ministre et secrétaire d'Etat.

Soucieux de plaire à son maître, Louvois s'active et fait rechercher dans Paris des personnes souffrant du même mal. Il en trouve aisément un grand nombre, qu'il fait soigner à l'hôtel royal des Invalides par un obscur frère jacobin qui possède, dit-on, un remède merveilleux et infaillible.

Le baume, faut-il le préciser n'est qu'une médecine empirique composée de « vitriol préparé », injecté dans la fistule.

Louvois abandonne rapidement son moine charlatan et fait conduire, à son hôtel de la Surintendance de Versailles plusieurs malades confiés à l'habileté du premier chirurgien qui peut ainsi s'exercer autant de fois qu'il lui plaira.

Certains malades meurent et le ministre prend la précaution de les faire enterrer avant que le jour se lève et dans le plus grand secret : personne ne doit savoir ce qui se passe.

Mais d'autres guérissent et Louvois ne manque pas de faire un rapport au roi qui décide alors de regagner Versailles pour la fête de la saint Martin le 11 novembre.

Puis, s'adressant à Félix : « C'est vous, Monsieur, en qui j'ai la plus grande confiance, qui effectuerez l'opération et je veux que, seul vous travailliez sur moi. »

Terrifié à l'idée de cette écrasante responsabilité, Félix ne peut s'empêcher de répondre, presque en balbutiant : « Sire, je supplie avec beaucoup d'insistance Votre Majesté de me permettre d'appeler à mon secours un autre chirurgien. Je pense que M. Bessière est le plus qualifié pour cela. Il y aurait de ma part une grande témérité d'entreprendre seul et sans conseil une telle opération.

Il pourrait survenir des incidents imprévisibles et en mon âme et conscience, je souhaite avoir à mon côté quelqu'un qui puisse m'aider en cas de nécessité. »

— Soit, répond le roi, mais c'est uniquement par complaisance que je vous accorde ce que vous me demandez, car vous le savez c'est en vous et en vous seul que j'ai la plus grande confiance.

Le lendemain du retour à Versailles, Louis XIV dîne tranquillement et, comme d'habitude ne laisse rien paraître.

Ignorante et insouciante, la Cour se livre à ses habituelles occupations, les uns s'amusant au jeu, les autres à leurs affaires, ceux-ci à la promenade, ceux-là se tenant dans les salles du château.

La plupart cherchent à s'agiter de quelque façon que ce soit dans le simple but de se réchauffer, car le merveilleux palais est moins que confortable. De plus, les cheminées mal étudiées ne tirent pas, un peu partout se répand un nuage âcre qui donne à chacun l'impression de vivre dans un fumoir.

Dès les premiers frimas de l'automne, redoutables à Versailles où l'air humide s'engouffre partout, il est presque impossible de ne pas grelotter. Les jours de froid intense, des pellicules de givre dessinent des arabesques surréalistes sur les fenêtres. Chaufferettes, chauffe-mains, chauffe-pieds, paravents, peaux de bêtes, bassinoires, font partie des accessoires des habitants du château : le roi, insensible au froid, trouve absurde ce déploiement de précautions. Il a horreur des douillets et personne ne voudrait s'attirer un tel qualificatif.

Dans le plus grand secret, les médecins et chirurgiens sont introduits dans la chambre du roi le 16 novembre.

— Faites autant d'incisions qu'il sera nécessaire, dit calmement Louis XIV à Félix, mais prenez bien vos mesures afin de n'y pas revenir une seconde fois.

Félix travaille paisiblement, en apparence. Il utilise un bistouri spécial appelé syringotome et qui a largement fait ses preuves sur les précédents patients.

Un peu plus tard, cet instrument sera appelé « bistouri à la royale ».

Stoïque et patient, le roi souffre en silence. Tout se passe bien ; un peu plus tard la Cour apprend avec stupeur qu'une opération a eu lieu et qu'elle a parfaitement réussi.

La fistule du roi, qui s'en douterait, n'a pas été inutile aux Anglais. Les demoiselles de Saint-Cyr ayant sollicité la venue du roi qui les dote et les protège, offrent à leur illustre visiteur, après son rétablissement, la primeur d'un cantique dont Mme de Brinon, la supérieure a écrit les paroles.

Lulli en compose la mélodie, grave, pompeuse, solennelle et fervente. Le titre : « Dieu sauve le roi ».

Comment cette musique parvint-elle jusqu'aux îles britanniques ? Un Anglais de passage, explique Lenôtre, aurait noté le thème. Il fut si fort prisé que l'Angleterre l'adopta comme hymne national.

Deux ou trois jours après l'opération. Louis XIV, paraît

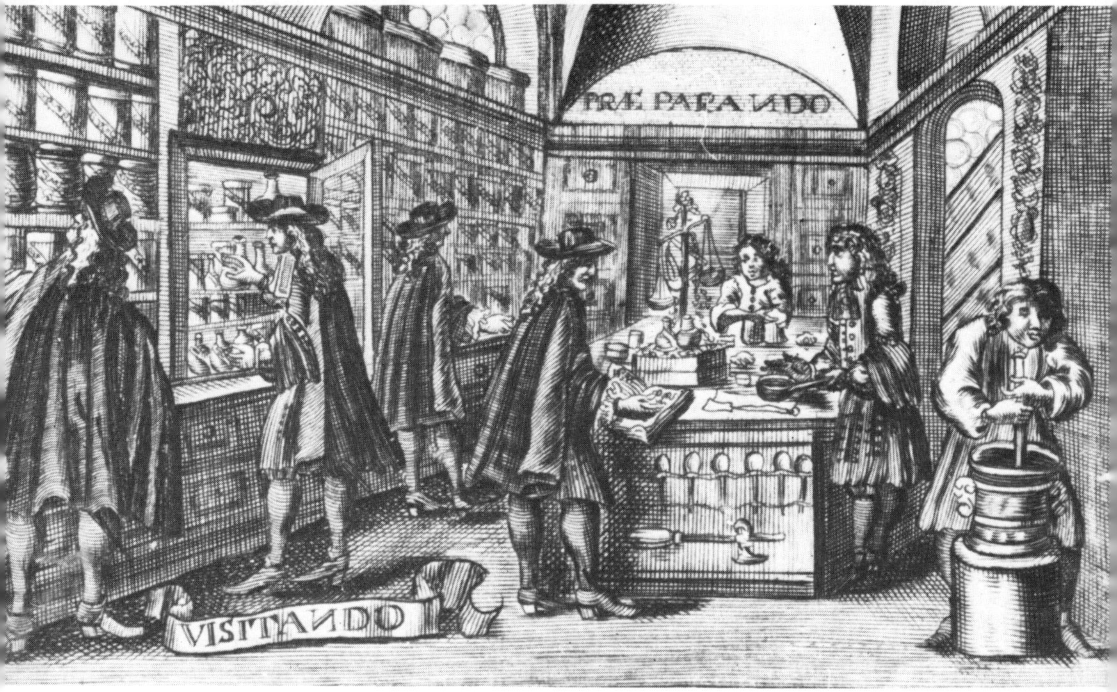

La boutique d'un apothicaire. *Musée Carnavalet*.

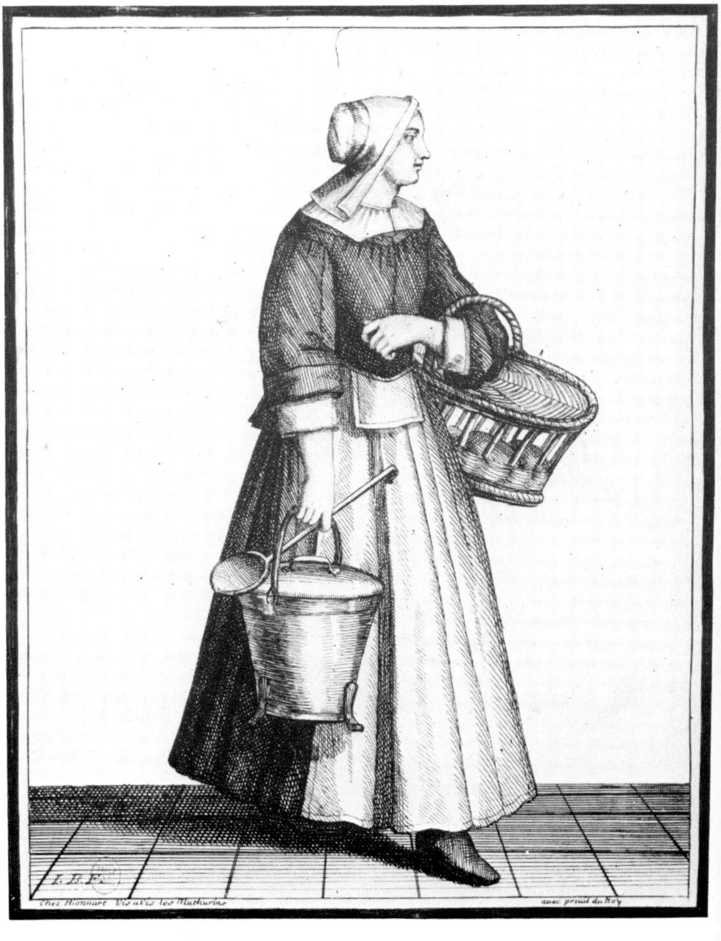

Fille de la Charité servant les malades. *Musée Carnavalet*.

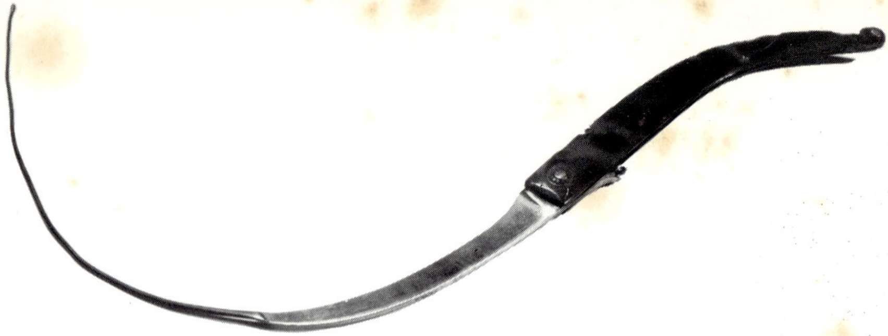

C'est avec cet instrument que Félix opéra la fistule de Louis XIV. *Musée de l'Histoire de la Médecine.*

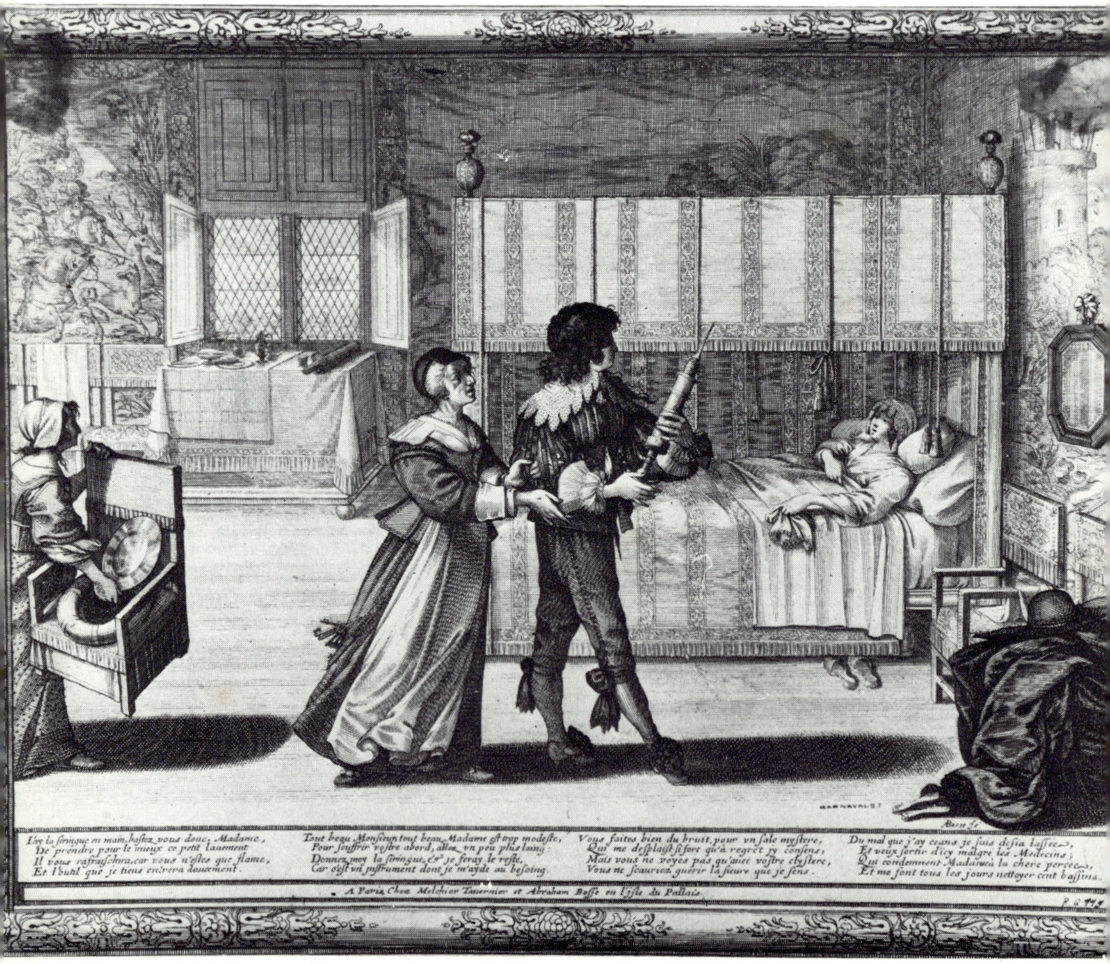

Le clystère tel qu'on l'administrait lorsque Mareschal faisait son apprentissage de barbier-chirurgien. *Musée Carnavalet.*

comme à l'ordinaire, à son conseil avec la même attention que si rien ne s'était produit.

— Ah ! Monsieur le curé, confie quelque temps après, Félix à l'abbé Hébert, vous ne saurez jamais quel a pu être mon état d'âme lorsque j'ai dû mettre la main sur la personne du roi.

Pensez au sentiment d'horreur et d'indignation que j'aurais éprouvé si un malheur était arrivé. Sa vie ne dépendait alors que de mon habileté. En vérité, le sang s'est glacé dans mes veines et je ne sais encore comment j'ai pu posséder assez d'empire sur moi-même pour réussir.

— N'oubliez jamais que Dieu guide tous nos actes, répond philosophiquement le curé de Notre-Dame-de-la-Paroisse. Savez-vous, poursuit-il, que, parmi les malades que vous avez guéris se trouvait un prêtre nommé Sanga qui, après sa guérison ne pensa plus qu'à profiter de cette occasion pour obtenir un bénéfice du roi ?

Après le rétablissement de Sa Majesté, il lui présenta un placet dans lequel il eut l'impertinence de se qualifier de frère de sang.

Grâce à cela, il obtint un canonicat dans l'église métropolitaine de Sens et ne manqua pas de se faire valoir de son crédit à la Cour.

Un jour de chapitre, poursuit l'abbé Hébert, l'œil pétillant de malice, ayant eu la sotte vanité de faire sonner très haut la protection qu'il s'imaginait avoir du roi, par la grâce duquel il avait été fait chanoine, le doyen Boileau, aussi piquant que son frère lui jeta : « Vous avez bien raison Monsieur Sanga, de vous vanter de la manière dont vous êtes entré dans notre corps, car enfin, vous avez été fait chanoine pour avoir montré votre cul [1] ! »

Félix sourit, mais en lui, un ressort est cassé. Malgré sa réussite, il n'a plus en lui la confiance nécessaire.

1. De nombreux détails concernant l'opération de la fistule royale sont empruntés aux « Mémoires du curé de Versailles » publiés par Georges Girard aux Editions de France en 1927.

L'émotion qu'a ressentie le premier-chirurgien est si intense que depuis l'opération, il est atteint de tremblements. Il manque même d'estropier en le saignant, son ami intime M. de Nyert, premier valet de chambre du roi.

A la fin de l'année 1686, il réussit toutefois quelques belles opérations mais, un jour il pique le bras du roi sans faire venir le sang : la saignée est manquée et il se jure de ne plus toucher une lancette.

Le 19 mars 1701, le Grand-Dauphin est atteint d'une sorte d'attaque. Seule une saignée peut lui sauver la vie.

En l'absence d'un praticien, Félix renonce à son serment et, bien que l'héritier du trône se débatte entre les bras de ses serviteurs, le premier chirurgien parvient à pratiquer une phlebotomie qu'il réussit parfaitement.

Mais sa santé s'altère. Deux ans plus tard, en mai 1703, Félix qui souffre d'une maladie de vessie sent ses malaises augmenter. Il est atteint d'une rétention d'urine et se refusant obstinément à se livrer à un confrère, décide de se sonder lui-même.

Le jour où il procède à cette opération, son tremblement s'accentue et il se blesse dangereusement.

Le premier-chirurgien habitant alors l'appartement qu'il occupe au château de Versailles espère pouvoir mieux se soigner dans sa maison des Moulineaux et il s'y fait transporter, le 23 mai. Tout ce que l'on peut tenter demeure vain et le 25 mai, la Cour apprend sa mort.

Charles-François Félix, écuyer seigneur de Stains jouissait auprès du roi, d'une situation fort supérieure à celle de ses prédécesseurs dans la même charge.

Premier-valet de garde-robe et premier-chirurgien du roi, il marchait de pair avec les principaux officiers de la chambre : la duchesse de Bourgogne choisissait parfois son domaine des Moulineaux pour y faire des collations champêtres.

Lorsqu'il apprit la mort de Félix, Louis XIV dit avec

tristesse : « Ce n'est pas seulement un bon chirurgien que j'ai perdu. c'est aussi un ami. »

Quant à Boileau, il écrit à son ami le conseiller Brossette : « Je suis dans une extrême affliction de la mort du pauvre M. Félix, premier-chirurgien qui était, comme vous le savez un de mes meilleurs et plus anciens amis. Il était un des premiers qui avaient battu des mains à mes naissantes folies. Il a été universellement regretté, et avec raison, puisqu'il n'y a jamais eu d'homme plus diligent, plus magnifique et plus noble de cœur. »

La mort du premier-chirurgien ouvre une succession enviée. Les principaux praticiens de la Cour briguent la place : Pierre Gervais, chirurgien ordinaire, François du Tertre « chirurgien du roi près de sa personne » espèrent être nommés.

C'est un troisième qui recevra le brevet : Georges Mareschal, chaudement recommandé par Félix au souverain, peu de temps avant sa mort et par Fagon à qui Mareschal avait fait très heureusement l'opération de la taille.

Louis XIV, qui déteste les visages nouveaux et qui ne veut souffrir auprès de sa personne « que des gens qu'il connaissait de longue main » n'a pas oublié Mareschal qui avait déjà, sept ans auparavant, donné des sages conseils.

⁂

Le 12 août 1696, le roi, comme tous les matins met sa perruque et ressent une vive douleur à la nuque.

— Sire, dit Fagon son premier médecin, après l'avoir examiné, j'aperçois une petite pointe rouge qui est sans doute un début de furoncle.

— Un léger emplâtre permettrait sans doute de le résorber, ajoute Félix, le premier-chirurgien.

— Vous connaissez ma répugnance pour cela, tranche le roi. Attendons un peu.

Bien entendu, le mal ne tarde pas à s'envenimer et le 18 août, Louis XIV est si incommodé qu'il entend la messe dans son lit.

Fagon applique alors un cataplasme étonnant, composé de pulpe d'oseille, pulpe d'oignons, de lis et de saindoux.

Le traitement reste sans résultat. L'inquiétude gagne rapidement les officiers de santé. Le 19, Fagon et Félix couchent dans la chambre royale et ne la quittent plus les jours suivants car une fièvre violente agite le roi.

— Songez, dit Fagon, qu'il est dans l'impossibilité de soutenir debout le poids de sa tumeur qui est si étendue qu'elle occupe tout le cou, d'une oreille à l'autre.

Et il précise : « Elle a une largeur de quatre grands doigts de haut en bas, épaisse de deux travers de doigts, avec une dureté et une rougeur brune épouvantable. »

Fagon ordonne alors au premier apothicaire de préparer un cataplasme de mauve, de guimauve, d'oignon, de lis, de ciguë, de téléphium, de camomille et de liquidambar. En vain. Il imagine ensuite un emplâtre composé de litharge, de térébenthine et d'huile d'olive.

Le clou de Louis XIV dégénère en un terrible anthrax à tendance érésypelateuse. Il refuse de se laisser saigner et du Tertre réputé pour le maniement de la lancette fait, pour rien, l'aller et retour de Paris à Versailles, fort dépité de n'avoir pu une fois de plus encore prouver son habileté.

Le 21, les douleurs du roi augmentent, car en même temps, il souffre d'un accès de goutte aux deux pieds. Félix incise mais le soulagement immédiat que Louis XIV éprouve d'un côté est largement compensé par une crise d'arthritisme qui survient au même moment.

Cet accès inopiné rend ses nuits des plus pénibles. Il s'isole et ne se laisse visiter que par quelques rares privilégiés.

Le 25, deux autres ouvertures se produisent à l'anthrax et Félix opère de nouveau.

Cette fois le soulagement est sensible et Louis XIV, dès le soir commence à donner à son dîner la liberté à tous les courtisans de le voir. Il paraît gai, mange bien et avec appétit. Il n'est toutefois pas au bout de ses souffrances : le 29, un nouvel anthrax pousse à côté du premier.

Afin de nettoyer les incisions faites au cou royal, Fagon y injecte du baume vert de Schroder tandis que Félix les enduit d'un onguent de son invention : la plaie est belle et vermeille. Mais, le 1er septembre, Félix annonce avec beaucoup de tact et de ménagement qu'un second coup de bistouri est nécessaire. Cinq jours se passent, le roi espère malgré tout qu'il finira par guérir. Racine qui, depuis quelque temps, veille près du roi, lui lit la vie des hommes illustres. Le courage de Plutarque le décide à subir, une fois de plus, une opération et il accepte de consulter Bessière qui avait si bien secondé Félix en 1686.

Les deux praticiens sont unanimes : « il faut inciser ». Puis voyant l'hésitation de Louis XIV : « Sire, permettez-nous de faire venir un de nos confrères parisiens du plus grand mérite. »

— De qui s'agit-il encore, demande le roi excédé ?

— De M. Georges Mareschal, maître ordinaire de l'hôpital de la Charité, Sire. Maintes fois nous avons eu l'occasion de le voir à l'œuvre, et, ajoute Félix, M. Mareschal a, outre son talent, un langage fort net et non dissimulé. Il donnera avec sa franchise habituelle son opinion et ne manquera pas de traiter votre Majesté comme un malade ordinaire.

— Que voilà donc un singulier personnage, répond pensivement le roi. Vous avez sans doute raison. Au demeurant, vous n'ignorez pas que la Communauté des chirurgiens de Saint-Côme me tient fort à cœur. Ce Mareschal, en dehors du détail que vous venez de me conter ne m'est pas inconnu. J'ai déjà entendu parler de ses succès ainsi que de la qualité de son diagnostic.

Bessière quitte le château et, se rend, ventre à terre à Paris. Il trouve Mareschal à la Charité et lui fait part de la décision royale.

L'émotion de ce dernier est intense : « Je n'ignore pas, dit-il qu'être appelé par Sa Majesté constitue le suprême honneur pour un chirurgien de Saint-Côme. »

Et le lendemain, de grand matin, les deux hommes montent dans un carrosse de louage.

— Je n'ai eu que très rarement le privilège de voir le roi, raconte Mareschal mais jamais je n'oublierai que lorsque j'étais tout enfant, Sa Majesté s'est arrêtée deux fois à Gravelines, mon village natal. C'était le 1er juin 1670 puis le 2 mai 1671. La reine, le dauphin, toute la Cour ont produit sur moi l'effet que vous pouvez imaginer. C'était la vision d'un Apollon que nous avions. Ces deux passages nous avaient tous éblouis.

— Aujourd'hui, répond Bessière, ce n'est plus le fastueux amant de La Vallière et de la Montespan que vous allez voir. Le roi, qui a cinquante-huit ans est parvenu à l'apogée de sa carrière et de sa gloire. Sa vue provoque surtout le respect et la crainte.

Arrivés à Versailles, Bessière et Mareschal se rendent à l'appartement de Félix, qui demeure au château.

Celui-ci les accueille et leur dit : « La consultation aura lieu à 8 heures, au moment du lever du roi. »

C'est le cœur battant que le maître chirurgien pénètre dans la chambre royale, derrière Félix et Bessière.

Mme de Maintenon et le premier médecin Fagon se trouvent auprès du malade. Devant le lit, le duc de Bouillon auquel sa charge de grand chambellan confère le droit d'assister aux consultations, se tient debout.

Après un profond salut, les trois chirurgiens franchissent la balustrade séparant le lit royal du reste de la chambre et Mareschal contemple de près, celui à qui il devait dix-neuf ans plus tard, fermer les yeux, après l'avoir entouré de soins journaliers pendant douze années.

Les compresses sont enlevées. Aussitôt, Mareschal constate l'insuffisance des coups de bistouri mais impressionné par le luxe qui l'entoure, il n'ose élever la voix et trace de sa main, un double trait dans l'espace, signifiant ainsi au premier chirurgien qu'il convenait de faire dans l'anthrax une large ouverture en forme de croix.

— M. Mareschal est de notre avis, Sire, dit Félix. Il estime qu'une incision cruciale est nécessaire à la guérison de Votre Majesté.

— Faites-la donc, répond le roi et ne me ménagez pas. afin que cette opération doit la dernière.

Après quatre grands coups de ciseaux et quatre petits, une grande quantité de pus s'écoule librement et le malade se sent tellement soulagé que le soir même il soupe dans son salon regrettant toutefois de ne pouvoir y demeurer longtemps.

Dès lors la guérison se poursuit à grands pas. « Le roi continue à se porter de mieux en mieux, écrit Dangeau le 3 octobre. Il ne lui reste plus que la sixième partie de sa plaie à fermer et cela ne lui fait nul mal et ne l'empêche de rien. »

Pour la fête de la Toussaint, Louis XIV est parfaitement rétabli.

Au cours de sa convalescence, alors que les courtisans s'empressent, multiplient leurs souhaits, manifestent leur joie, essaient à tout prix de se faire remarquer, Mareschal s'abstient. Le roi s'en étonne.

— Pourquoi, dit-il à Félix, ne voit-on plus M. Mareschal à Versailles ?

— Sire, répond-il, ce chirurgien a été fort impressionné par la majesté de votre personne et, sans doute, il n'ose se présenter.

— Qu'il vienne, il me fera plaisir.

Ayant connaissance de la volonté royale, Mareschal

revient plusieurs fois, toujours silencieux et modeste, assister à quelques pansements.

Cette modestie est appréciée du roi qui se promet de ne pas l'oublier. L'amitié de Félix et de Mareschal date de cette époque.

CHAPITRE VI

FAGON, PREMIER MEDECIN

Au lendemain de la Toussaint 1693, Fagon avait accepté sa nomination de premier-médecin avec une totale impassibilité ; il n'aime ni les honneurs ni l'argent. Il ne vit que pour son métier. Devenir archiâtre ne l'émeut pas.

« C'est une figure, écrit la princesse Palatine, dont vous vous ferez difficilement une idée. Il a les cuisses grêles comme les jambes d'un oiseau, la bouche encombrée par les dents du dessus, qui sont toutes noires et pourries, de grosses lèvres qui rendent la bouche saillante, les yeux tout couverts, le teint jaune foncé, la figure allongée et l'air aussi méchant qu'il l'est en réalité. »

C'est là une description fort peu engageante mais la princesse qui hait Mme de Maintenon reporte sur le protégé de celle-ci, son animosité : elle l'accusera, plus tard, d'avoir tué la reine Marie-Thérèse, par ordre de la Maintenon.

Mais, si elle est bien peu indulgente dans le portrait qu'elle brosse du médecin, elle ne l'est guère plus lorsqu'il s'agit d'elle-même, et se dépeint ainsi : « Il faut que vous ne vous souveniez guère de moi si vous ne me rangez pas au nombre des laides. Je l'ai toujours été et je le suis devenue encore plus des suites de la petite vérole. Ma taille est monstrueuse de grosseur, je suis aussi carrée qu'un cube, ma peau est d'un rouge tacheté de jaune, mes cheveux deviennent tout gris, mon nez a été tout bariolé par la petite vérole ainsi que mes deux joues. J'ai la bouche grande, les dents gâtées, et voilà le portrait de mon joli visage. » Celle qui, à l'âge de quarante-six ans écrit de la sorte, a le droit d'être aussi un juge implacable pour les autres.

Quel que soit son physique, Guy-Crescent Fagon vient, le 2 novembre, de devenir un des plus importants officiers de la Cour.

Il est né à Paris le 11 mai 1638, de « noble homme Henry Fagon, conseiller du roi et commissaire des guerres » et de Louise de la Brosse, nièce du médecin Guy de la Brosse. La petite rue, si joliment évoquée par Georges Duhamel dans sa « Chronique des Pasquiers », immortalise le fondateur du Jardin royal des plantes.

Docteur de la Faculté de Paris, Fagon a, en 1677, la chance d'être choisi par Mme Scarron comme médecin des bâtards du roi dont elle surveille l'éducation.

La future Mme de Maintenon réussit à lui faire attribuer la charge de premier-médecin de la reine, puis à la mort de celle-ci, en 1683, Fagon devient premier-médecin des enfants de France.

C'est elle qui obtient la disgrâce de Daquin ne pouvant oublier qu'il avait été introduit à la Cour grâce à Mme de Montespan.

Si l'on en croit une anecdote publiée par Mercier en 1788 à Amsterdam, Daquin, réputé pour sa cupidité et son avidité, aurait profité d'une absence du premier chirurgien pour confier à un jeune chirurgien de Paris le soin de pratiquer une saignée au roi... en échange de dix mille écus (trente mille livres). Saigner le roi conférait au petit praticien une grande notoriété et il considérait cet investissement comme très utile. Apprenant la supercherie, le roi, toujours d'après Mercier, serait entré dans une fureur terrible : « Il fit arrêter Daquin, l'abandonna au jugement du Conseil d'Etat qui vota la mort, pour avoir fait trafic du sang du roi. » Puis le roi lui aurait fait grâce de la vie en lui ordonnant de se retirer à Quimper-Corentin.

Il est étrange qu'aucun de ces faits ne soient confirmés par Saint-Simon qui explique que le roi a pris sa décision de façon subite grâce sans doute au long travail de sape de Mme de Maintenon : « Pontchartrain eut pour ordre de se rendre avant 7 heures du matin chez Daquin, lui dire de se retirer sur-le-champ à Paris, que le roi lui donnerait six mille livres de pension, et à son frère, médecin ordinaire trois mille livres de pension aussi et défense au premier-médecin de voir le roi et de lui écrire. Il n'était point malfaisant, poursuit Saint-Simon et ne laissa pas, à cause de cela, d'être plaint et d'être même visité, dans le court intervalle qu'il mit à s'en aller à Paris. »

Daquin ne devait pas survivre longtemps à sa disgrâce : il mourut à Vichy en 1696.

Voilà donc Guy Fagon, âgé de cinquante-cinq ans, nommé premier-médecin.

Dès son entrée en charge, les mains jointes entre celles de son souverain, il prête, à genoux, un serment solennel.

Ses appointements sont respectables : quarante mille livres, soit à peu près cinq cent vingt mille de nos francs.

Il est vrai qu'il a intérêt à surveiller jalousement la santé royale car la charge d'archiâtre est, à la Cour, la seule qui prenne fin avec chaque règne. Mais, autre compensation, il devient conseiller de l'Etat, reçoit la noblesse héréditaire et son traitement lui permet également de réaliser quelques économies.

Aimé des uns, haï des autres, Fagon est, aux dires de Saint-Simon qui a souvent la dent féroce : « Un des bons et des beaux esprits de l'Europe, curieux de tout ce qui avait trait à son métier, grand botaniste, bon chimiste, habile connaisseur en chirurgie, excellent médecin et grand praticien ».

Et ce personnage chétif, frêle, qui va donner ses soins à

un roi robuste, grand chasseur, doté d'un appétit boulimique, possède lui-même un tempérament délicat : « Chacun croyait à son abord voir le squelette de la mort » dit un pamphlétaire de l'époque.

Sa santé le préoccupe et il souffre de mille infirmités qu'il entend soigner seul, sans l'aide de ses confrères.

« Le cuir des vieillards, dit-il, est plus dur que chez les jeunes gens et ils transpirent moins qu'eux. C'est la cause de leurs incommodités. »

Il applique un traitement de sa façon et sue toutes les nuits.

En fait de nourriture il estime que l'on mange toujours trop et se contente souvent d'un morceau de volaille dans toute la journée.

Ses théories diététiques le conduisent à une grande faiblesse et, à la fin du XVIIe siècle, il éprouve des douleurs dont la cause n'échappe pas à son diagnostic : il est atteint de cette redoutable maladie : la pierre.

— Avez-vous entendu parler du frère Jacques, qui pratique la lithotomie de façon différente, demande Fagon à l'anatomiste du Verney ?

— Certes, répond-il, mais vous n'ignorez pas que ce religieux séjourne actuellement à Aix-la-Chapelle.

— Qu'importe. Je vais lui écrire et lui demander de venir passer l'hiver à la Cour. J'ai assisté à plusieurs de ses tailles et j'ai pour lui la plus vive estime.

— Et puis, renchérit du Verney, ce sera une belle humiliation que vous infligerez aux chirurgiens de Saint-Côme qui, de plus en plus, dressent la tête et jouent les importants.

Fagon convoque donc le moine qui flatté de cet honneur pratique, sous la protection du premier-médecin, plusieurs opérations à la Charité de Versailles.

Du Vernay triomphe : « La méthode du frère est plus sûre et plus aisée que celle des chirurgiens de Paris ; il n'est que de lui faire modifier un des instruments dont il se sert et tout se passera bien. » affirme-t-il.

Dès lors, complètement convaincu, Fagon est pratiquement résolu à le choisir pour se faire opérer.

Quelques jours se passent. Malgré tout, le premier-médecin hésite : la décision est grave. Pour gagner du temps, il laisse partir le frère Jacques pour Cologne. Mais le religieux n'est pas longtemps absent et il revient à Versailles, dans le courant de l'hiver 1700. De nouveau, il pratique heureusement quelques opérations et se réjouit car son intervention sur le premier-médecin ne manquera pas de consacrer son procédé.

Cependant la consternation règne parmi les chirurgiens de la Cour et ceux de Paris.

« Comment, s'exclament-ils, cette protection accordée à un homme que nous n'hésitions pas à qualifier d'aventurier est une insulte officielle au savoir et à l'habileté des membres de la Communauté de Saint-Come ! »

Quant à Félix, premier-chirurgien, il n'hésite pas à dire à Fagon : « Si quelques suites fâcheuses survenaient après votre opération, on ne manquerait pas de vous blâmer de vous être confié à un charlatan !

— J'ai longuement étudié son procédé. réplique Fagon. Vous savez sans doute que frère Jacques pratique l'ouverture dans le haut de la cuisse et non dans le périnée. Le bistouri rencontre ainsi des parties moins délicates que dans la taille usuelle.

— C'est vrai, acquiesce Félix mais, vous ne l'ignorez pas, ses connaissances de l'anatomie sont assez incomplètes. Bien souvent il a, de part en part, percé la vessie de ses malades. De plus il est incapable de les suivre et de les panser.

— Vous êtes là pour cela, répond impatiemment Fagon. Vous-même, Monsieur Félix, avez-vous oublié que, séduit par cette méthode, vous avez hébergé frère Jacques chez vous, alors que le roi était à Fontainebleau ? Que les administrateurs de l'Hôtel-Dieu, que Mery et Bessière ont déclaré que ses résultats n'avaient pas été assez fâcheux pour que l'on empêche de poursuivre ses essais ?

J'ajoute, poursuit avec entêtement le premier-chirurgien, que Mr. Lister, un médecin anglais m'a raconté qu'il avait vu frère Jacques tailler neuf personnes avec beaucoup de dextérité. Interloqué de la cruauté de cette opération, il est allé trouver tous les malades et les a trouvés plus étonnés que souffrants.

— Permettez-moi de vous répondre que personne ne songe à nier le progrès théorique de la taille latérale. Je sais, moi aussi, comment procède frère Jacques : il enfonce hardiment son instrument dans le milieu du muscle de la cuisse, près de l'anus, jusqu'à ce qu'il ait rencontré le catheter ou la pierre entre ses doigts.

Il élargit ensuite l'incision de la vessie, en proportion de la pierre au moyen d'un cerceau d'argent ovale. Si cela ne va pas il y fourre ses doigts et déchire l'ouverture et enfin, avec le bec de cane, il retire la pierre.

Mais n'oubliez pas, je vous en supplie, Monsieur le premier-médecin que sur quarante-cinq malades opérés à l'Hôtel-Dieu, vingt-neuf sont morts presque aussitôt. A la Charité, sur dix-neuf qui furent taillés, onze seulement ont survécu.

Les dons de frère Jacques sont réels, il ne se comporte pas en malhonnête homme, il est fort sobre, se nourrit de potage et de pain et ne demande que quelques sous pour faire repasser ses instruments. Mais il lui manque les connaissances de base. Ce qui revient à dire que celui sur qui repose la santé de Sa Majesté va se confier à un amateur. »

A ces mots, Fagon se redresse. Sa silhouette étriquée semble se voûter davantage. Il marche de long en large, à petits pas cassés.

Impitoyable, Félix rappelle à Fagon la colère qu'il a ressentie en apprenant que le duc de Beauvilliers se fit soigner et guérir par Helvétius (le grand-père du grand philosophe).

— Vous n'avez pas hésité à qualifier ce Hollandais d'empirique et d'affirmer qu'il ne méritait que mépris et persécution. Si vous agissez de même en vous confiant au frère Jacques, tous les maîtres verront avec chagrin que le premier-médecin du roi a choisi un aventurier. De tels exemples ne feront que déconsidérer, en France, la médecine et la chirurgie.

Cette fois, Fagon est sérieusement ébranlé. De sa main sèche et osseuse, il fait signe à Félix de le laisser seul pour réfléchir. Des faits précis et une habile dialectique auront, finalement, eu raison de son opiniâtreté.

Peu de jours plus tard, avec une politesse qui ne lui est pas habituelle et beaucoup de précautions, il annonce au frère Jacques qu'il s'est, après de mûres réflexions, décidé à se faire opérer par M. Mareschal.

Dépité, le religieux, qui s'était sincèrement attaché à Fagon, et qui, de plus, ambitionnait la gloire de le guérir, quitta Versailles, se promettant de ne plus jamais y retourner.

L'état de santé de Fagon empire, et Louis XIV inquiet, envoie M. Chamillard, contrôleur général des finances et secrétaire d'état à la guerre, pour prendre de ses nouvelles, le dimanche 27 novembre.

« Le roi est fort touché de vous savoir dans ce triste état, lui dit le ministre, comme il part pour Marly d'ici à trois jours, il m'a chargé de vous dire combien il vous tient en haute estime et que s'il vous arrivait un accident, il regarderait cette perte comme irréparable pour lui. Sa Majesté a également ajouté qu'elle aurait un soin tout particulier de votre famille. »

Et Chamillard fait remettre à l'archiâtre une somme de cent mille livres : « pour faire avoir une charge à votre fils ».

Le 30 novembre, le docteur Fagon se fait transporter

dans l'hôtel qu'il possède, rue de la Paroisse, non loin des demeures de Félix, premier-chirurgien du roi et de Dionis, premier-chirurgien de la défunte dauphine. L'opération est fixée au lendemain.

Lorsque l'on sait l'inconfort du Palais, il n'y a guère lieu de s'étonner que Fagon ait décidé de se faire opérer à domicile.

Le 1er décembre, Mareschal arrive, accompagné de cinq aides. Il est également entouré de MM. Bourdelot, médecin-ordinaire, Félix, premier-chirurgien, Gervais, chirurgien-ordinaire, Bruguet et Poictier, chirurgiens par quartier du roi.

Après avoir sondé l'archiâtre, Mareschal sent que la pierre est en position favorable et qu'il peut opérer.

Dans la cheminée, pétille un bon feu de bois, la pièce est douillette et confortable.

— Je tiens à vous dire, Messieurs, déclare fermement Fagon que je refuse obstinément à être lié. Je possède sur moi suffisamment d'empire pour subir la douleur avec fermeté.

Ce sont donc les aides qui maintiennent le malade. Deux pour les membres inférieurs, un troisième pour empêcher tout mouvement des épaules ; le quatrième relève les bourses ; quant au cinquième aide, il a pour mission de tendre les instruments chirurgicaux. La lithotomie commence.

En dépit d'un « fongus » dans la vessie (excroissance charnue, spongieuse) Mareschal, pratiquant la taille périnale, éprouve des difficultés pour extraire le calcul. L'opération est longue car la pierre, « si molle que l'on craignait qu'elle ne s'ouvrit » est considérable par sa grosseur.

Fidèle à sa promesse, Fagon ne laisse pas échapper une plainte, au contraire, il discute tranquillement avec le chirurgien.

Lorsque, le dernier pansement achevé, Mareschal s'avise de donner à l'archiâtre quelques conseils au sujet de son alimentation, celui-ci réplique aigrement : « J'ai eu besoin

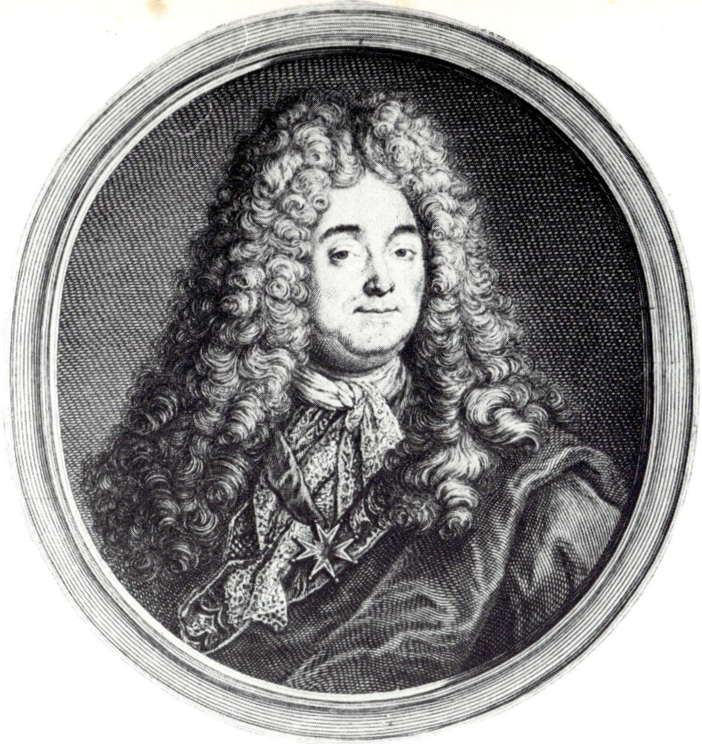

Georges Mareschal, premier chirurgien du roi. *Musée de l'Histoire de la Médecine.*

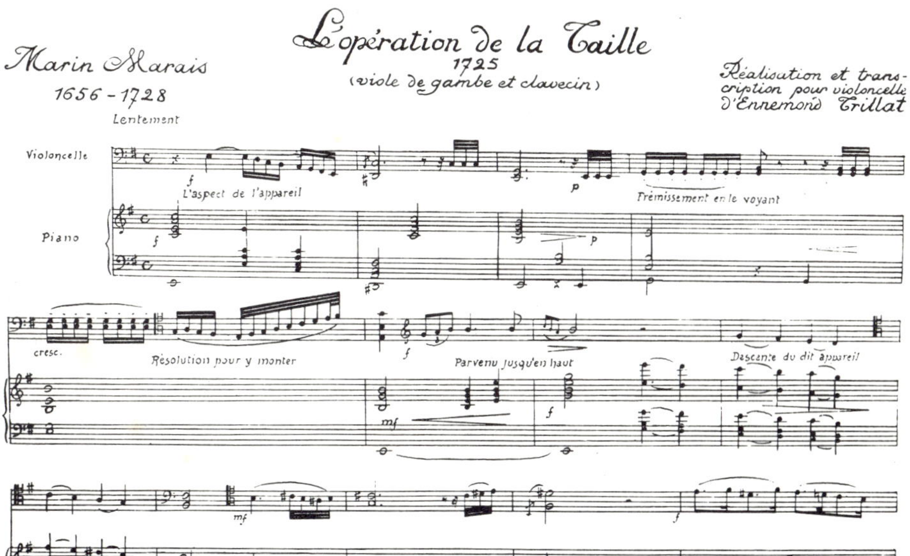

On opérait aussi en musique! *Musée de l'Histoire de la Médecine.*

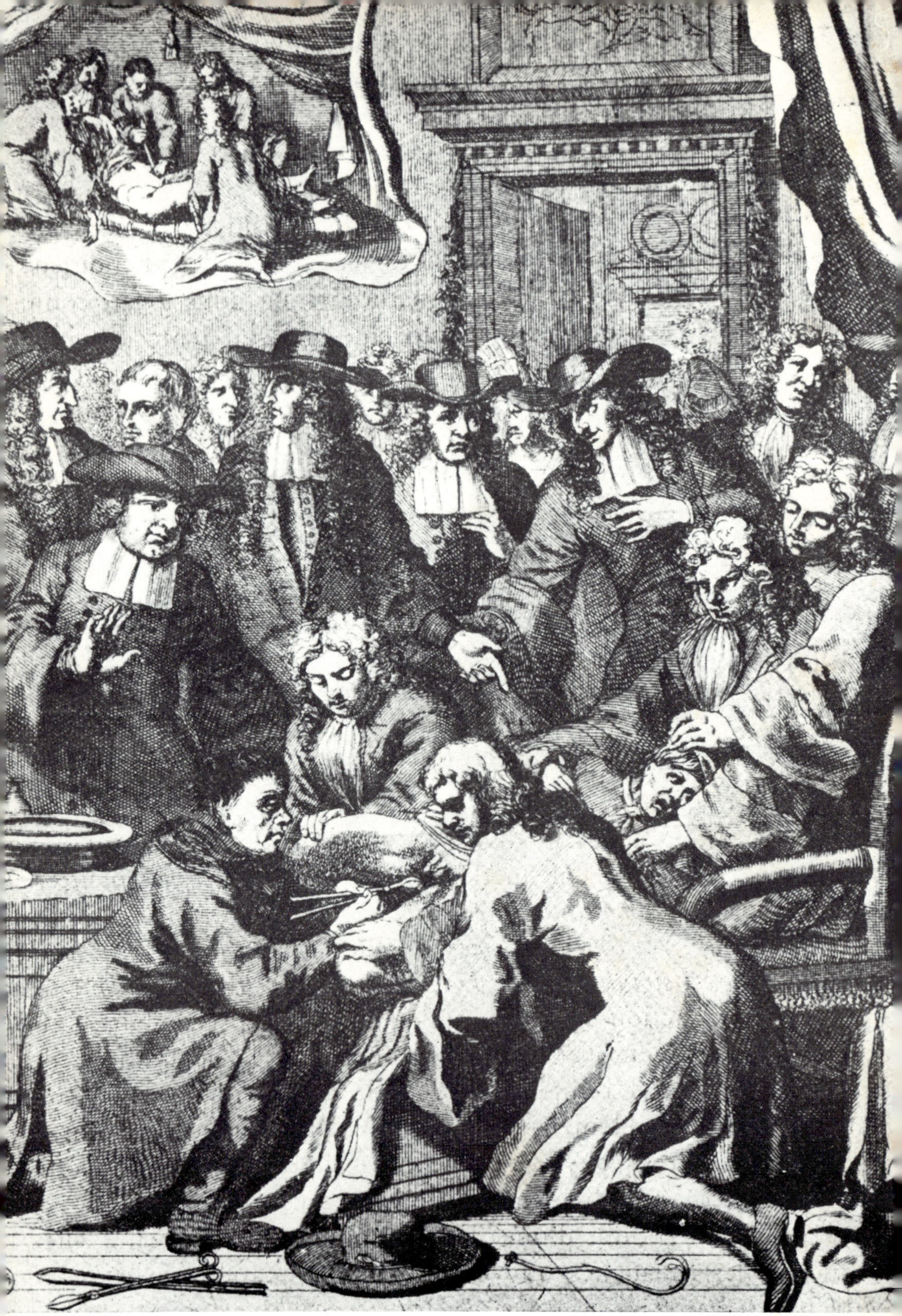

Frère Jacques de Beaulieue pratiquant l'opération de la taille latérale. *Musée de l'Histoire de la Médecine.*

a

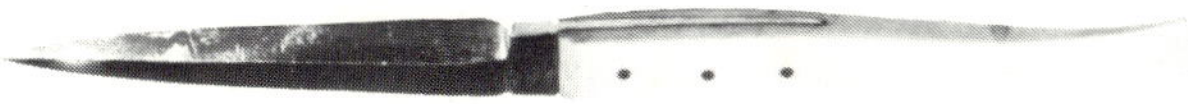

b

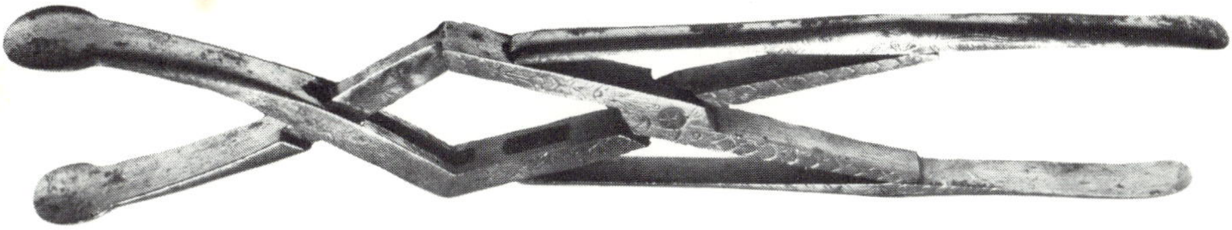

c

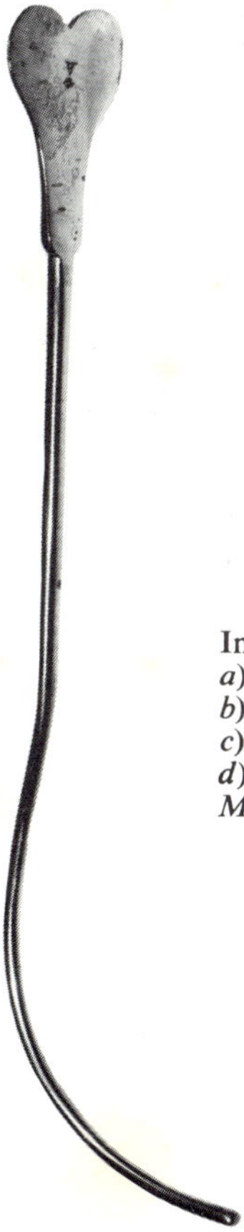

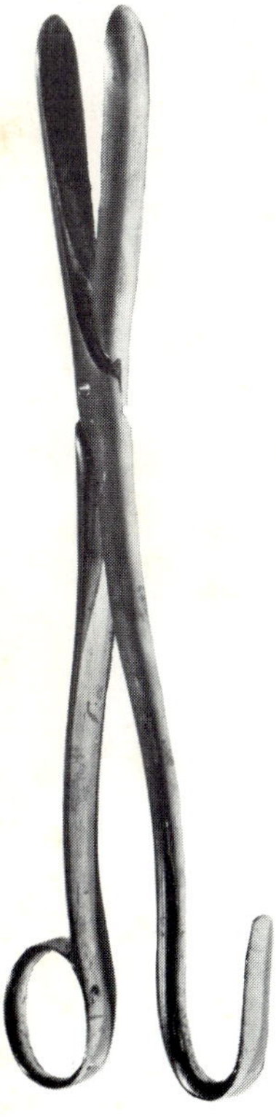

d

Instruments qui servaient à l'opération de la taille :
a) bistouri,
b) écarteur de plaie,
c) sonde,
d) pince,
Musée de l'Histoire de la Médecine.

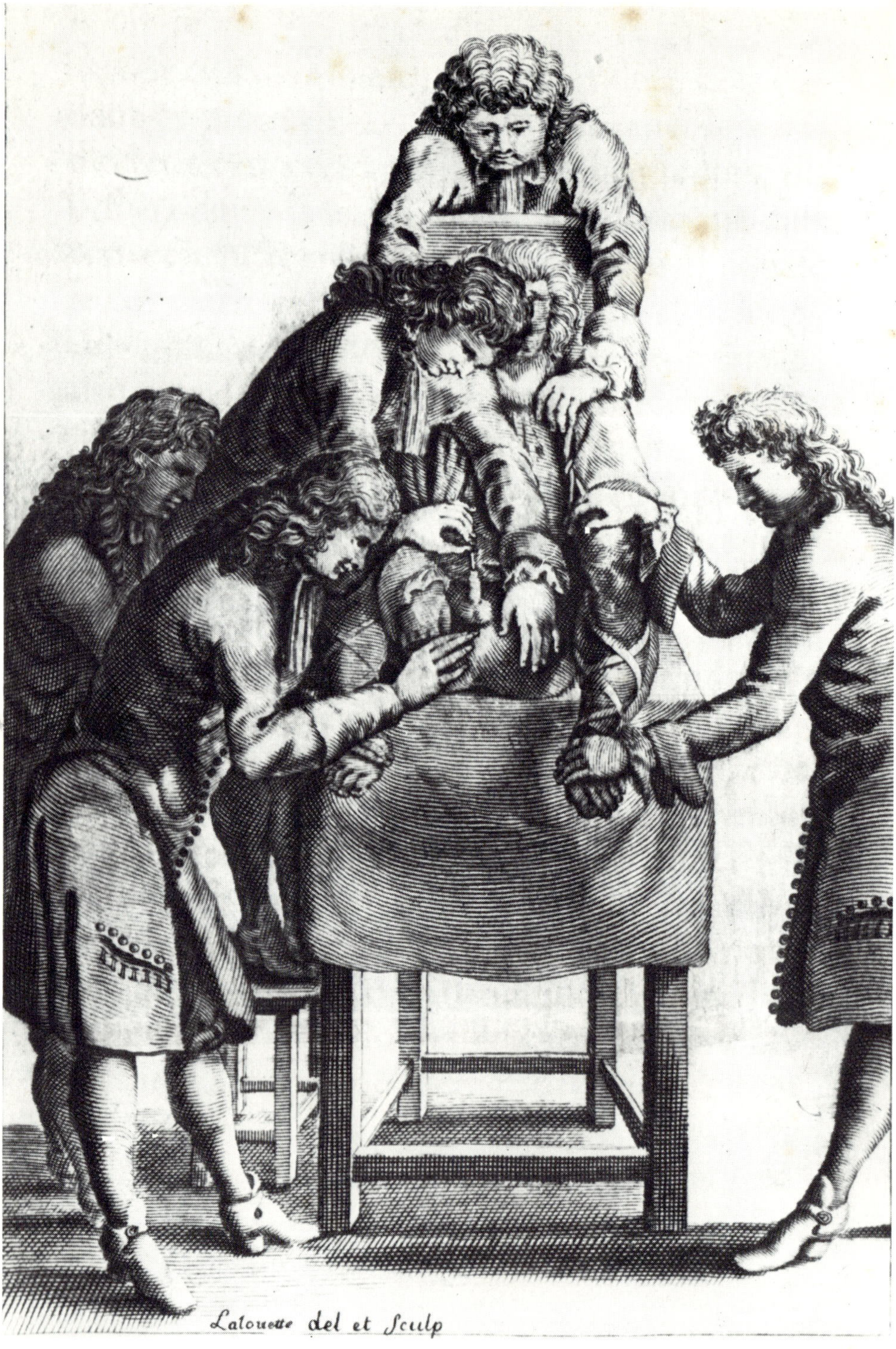

Le chirurgien sonde un malade afin de localiser la « pierre » dans la vessie. *Musée de l'Histoire de la Médecine.*

de votre main, mais je n'ai pas besoin de votre tête pour mon régime de vivre. »

Mareschal et Félix échangent un regard malicieux : ils savent à quel point la Faculté de médecine méprise la communauté de Saint-Côme et tous ses praticiens réunis ; depuis plusieurs siècles la querelle n'a cessé, sourde et implacable.

Rapidement Fagon guérit, malgré sa constitution chétive et sa décision de n'absorber quotidiennement que deux verres d'eau aromatique et sept à huit gouttes de bouillon.

Cinq jours après son opération, le premier-médecin offre de magnifiques honoraires à Mareschal que celui-ci refuse.

Dangeau raconte l'anecdote : « Quand Mareschal l'eut taillé, M. Fagon voulut lui donner deux mille écus (six mille livres) que Mareschal ne voulut pas recevoir ; le roi loua fort leur procédé à tous deux et dit que c'était à lui d'en faire la dépense et lui fit donner une ordonnance de la même somme. »

De son lit de convalescent, le premier-chirurgien continue à diriger le régime de Louis XIV, atteint, une fois de plus, d'une crise de goutte.

« La goutte ne se guérit qu'en fermant la bouche... » professait Quijada, médecin de Charles Quint, doté lui aussi d'un appétit prodigieux.

Etrangeté de la médecine d'alors, Fagon l'ascète, Fagon l'austère conseille au roi de boire du vin de Bourgogne pendant ses accès : « Ce vin, dit-il, ayant moins de tartre et plus d'esprit que le vin de Champagne dont le roi faisait habituellement usage. »

La Faculté célébra la guérison de Fagon : une messe, dite en la chapelle de l'Ecole de Médecine, rue de la Bucherie par le curé de Saint-Etienne-du-Mont, précéda un Te Deum chanté en l'honneur de l'archiâtre, loué ensuite en latin par M. de Farcy doyen de la Compagnie. C'était le 6 février 1702.

Par la suite, l'archiâtre ne manqua pas de se féliciter du choix de son chirurgien : le maréchal duc de Loyes, beau-père de Saint-Simon atteint de la pierre, pria frère Jacques de l'opérer le 19 octobre 1702. Comme Fagon, le maréchal a un fongus dans la vessie. Les incidents se multiplient. Le frère s'acharne et refuse d'abord toute aide extérieure. Puis l'affolement le gagne et lui-même réclame du secours. Il est hélas trop tard, tous les efforts restent vains et le maréchal meurt le 22 octobre « sur les quatre heures du matin », précise Saint-Simon.

Quant à Dionis, il écrira, quelques années plus tard : « M. Mareschal a sauvé la vie de M. Fagon et frère Jacques a tué M. le maréchal de Loyes : ce qui doit mettre une grande différence entre le charlatan et le bon chirurgien. »

CHAPITRE VII

LETTRES DE NOBLESSE

Depuis qu'il a été nommé premier-chirurgien, la faveur du praticien n'a fait que croître. Lorsque meurt, le 19 avril 1706, Louis Langlois de Blaque, maître d'hôtel de Sa Majesté, le roi offre cette charge à Mareschal.

On a, bien entendu, beaucoup de mal à réaliser ce que cette fonction avait d'honorifique. En ce temps-là, les grands seigneurs se glorifiaient de rendre à leur roi les plus infimes services.

Ainsi, cette même année 1706, le duc de Bouillon, grand chambellan, dispute aux ducs de Beauvilliers, de Trême, d'Aumont, de la Trémoille, premiers-gentilshommes de la chambre, l'honneur d'habiller et de déshabiller le roi. Les premiers-valets de chambre de Louis XIV sont MM. de Nyert, marquis de la Neuville, Blouin intendant du château de Versailles, Bontemps gouverneur du palais des Tuileries, de La Vienne, marquis de Chancenetz. Les huissiers de la chambre sont également d'importants personnages et l'un d'eux possède le grade de colonel de cavalerie.

Lorsqu'il annonce à Mareschal le choix qu'il fait de lui pour remplacer Langlois de Blaquefort, le roi ajoute même des paroles fort cordiales pour son premier-chirurgien.

« Je vous conseille de ne pas donner, plus tard, cette charge à vos enfants, lui dit-il, car ce n'est pas à vous de songer à les pourvoir et moi-même, j'aurai soin de leur fortune. Par contre, je ne vous interdis pas de la vendre et d'en tirer un bon profit.

Mareschal n'obéit pas immédiatement au conseil du roi. Jamais il n'a oublié que ses ancêtres étaient des aristocrates irlandais.

— J'estime que cette nouvelle promotion rehausse ma situation de premier-chirurgien et j'espère pouvoir, de la sorte retrouver mon rang social, explique-t-il à son épouse. En effet, l'office de maître d'hôtel confère les avantages de la noblesse et les assure à toute notre descendance, si je garde « le bâton », pendant vingt ans. Le roi, avec les années, récompense largement ceux qui ont un soin particulier de sa personne, je préfère laisser agir le temps. Je ne te cache pas que j'espère la suprême récompense : l'attribution de lettres de noblesse.

En effet, depuis son enfance, Mareschal exerce une profession considérée comme manuelle. Alors que les médecins ne dérogent pas, car leur état, « outre qu'il procède du travail de l'esprit et non de l'ouvrage des mains, est plutôt honorable que mercenaire », il n'en est pas de même pour les chirurgiens. En admettant qu'il puisse faire les preuves de sa noblesse, Mareschal serait réduit à abandonner l'art opératoire. Pour lui, ce serait renier profession et vocation.

Mais les temps ont changé, il le sait. De nombreux aristocrates, ruinés par les guerres, les dépenses inconsidérées, le jeu, courent après les dots de la bourgeoisie qui a su s'enrichir. Déjà, l'argent fait pardonner la roture : le règne de Louis XIV est aussi celui du Bourgeois gentilhomme. Ainsi, le marquis Philippe de Dangeau n'hésite pas à redorer son blason en épousant la fille d'un usurier. Le duc de Saint-Simon, pourtant si pointilleux sur les prérogatives nobiliaires, prend pour femme la fille d'un traitant.

Et puis, il est à présent difficile d'assimiler aux barbiers d'autrefois les praticiens qui réussissent brillamment le trépan ou la taille.

« Après avoir parcouru tous les arts qui contribuent aux délices des particuliers et à la gloire de l'Etat, écrira plus tard Voltaire dans le Siècle de Louis XIV, ne passons pas sous silence le plus utile de tous les arts, dans lequel les Français surpassent toutes les nations du monde : je veux parler de la chirurgie dont les progrès furent si rapides et si célèbres dans ce siècle, qu'on venait à Paris des bouts de l'Europe pour tenter les cures et toutes les opérations qui demandent une dextérité non commune ; il n'avait guère d'excellents chirurgiens qu'en France. »

Louis XIV est extrêmement satisfait de constater que l'art chirurgical, tout en progressant dans le royaume plus qu'aucun autre, augmente le prestige de la nation.

Mareschal qui a toujours visé haut, refusant d'être inféodé au service d'un seigneur, fut-il très grand, se répète, de temps en temps, que Charles-François Félix a été anobli : pourquoi précipiter les choses ? Le premier-chirurgien veut que, si une telle récompense lui est un jour accordée, ce ne soit pas malgré sa profession, mais à cause d'elle.

Il n'aura pas à attendre bien longtemps : au mois de décembre 1707, « et de notre règne le cinquante-sixième » Louis XIV accorde à Mareschal les lettres de noblesse.

« Nous avons, par ces présentes signées de notre main, anobli et anoblissons le sieur Mareschal, et du titre et qualité de noble et d'écuyer nous l'avons décoré et décorons ; voulons et nous plaît qu'il soit tenu, censé et réputé pour tel ensemble ses enfants postérités, tant mâles que femelles nés et à naître en légitime mariage, tout ainsi que s'ils étaient issus de noble et ancienne extraction ; qu'ils soient en tous biens et actes, tant par jugement qu'autrement, tenus, censés et réputés nobles ; que comme tels, ils puissent prendre la qualité d'écuyer, parvenir au degré de chevalerie et autres honneurs réservés à notre noblesse et qu'ils jouissent et usent de tous les droits, prérogatives, privilèges, prééminences, liberté et immunité dont jouissent les autres nobles de notre royaume, comme ainsi qu'ils puissent acquérir, tenir et posséder tous fiefs, terres et seigneuries nobles, de quelque titre et qualités qu'elles soient. Permettons en outre audit sieur Mareschal et à ses descendants de porter ses armoiries timbrées, telles qu'elles seront réglées et blasonnées par le sieur d'Hozier, juge d'armes de France, ainsi qu'elles seront peintes et figurées dans ces présentes auxquelles son acte de règlement sera pareillement attaché sous notre contrescel avec pouvoir de les faire peindre, graver et insculpter en tels endroits de leurs maisons, terres et seigneuries que bon leur semblera ; sans que, pour raison du présent anoblissement, ledit sieur Mareschal et sa postérité soient tenus de nous payer, ni à nos successeurs rois, aucune finance ni indemnité, de laquelle, à quelque somme qu'elles puissent monter, nous lui avons fait et faisons don par ces dites présentes. »

Ayant anobli deux chirurgiens, Louis XIV ne s'en tiendra pas là : il offrira encore deux fois cette faveur. En août 1711, il signe des lettres de noblesse expédiées à Julien Clément, chirurgien accoucheur des princesses de France « pour avoir eu l'honneur, depuis trente-cinq ans, de recevoir au monde les princes et princesses de son sang ».

Le même brevet est accordé en 1712 à Jacques Bessière, chirurgien-major des camps et armées de Sa Majesté. C'est le praticien qui avait assisté Félix dans l'opération de la fistule royale en 1686, et qui, dix ans plus tard devait soigner l'anthrax du roi.

Les lettres-patentes rappellent d'ailleurs ces deux faits et précisent aussi que Bessière a servi dans les armées royales pendant trente campagnes.

Pour l'accoucheur Clément, il est spécifié, comme autrefois pour Félix, que le nouvel anobli ne serait pas tenu de cesser l'exercice de son art alors que dans le brevet de Mareschal une clause restrictive peut paraître un peu sibylline : la formule enregistrée à la Cour des aides précise au premier-chirurgien qu'il doit « vivre noblement et ne faire aucun acte dérogeant à la noblesse ». Comme les conseillers n'ignorent pas la profession de Mareschal on peut en tirer la conclusion que l'art opératoire, ayant acquis l'estime de la Cour et du public, les chirurgiens se situent au même niveau social que les médecins.

A présent, Mareschal habite Versailles et, de ce fait, a dû quitter la rue Jacob. En effet, les fonctions de premier-chirurgien lui assurent un appartement « dans le logis de Sa Majesté ».

Georges et Marie Mareschal, leurs trois fils, Georges-Louis qui se prépare, sous la direction de son père, à exécuter le grand chef-d'œuvre de Saint Côme, François et Pierre-Rémy, s'installent dans la Ville Royale.

Alors que la plupart des officiers, attachés au service du roi, sont logés dans le Grand Commun, Mareschal habite au château. Ce n'est pas là, un signe de faveur, mais une nécessité d'ordre pratique qui supprime toute perte de temps en cas d'indisposition royale.

La famille Mareschal occupe l'appartement qui jouxte celui du capitaine des Gardes du futur régent, Moreau.

En 1707 Moreau ira loger ailleurs et les deux appartements seront réunis en un seul.

Mareschal y demeura trente-trois ans. A la mort du premier-chirurgien, Louis XV l'attribuera au futur duc de Gramont, colonel des Gardes françaises.

Il est difficile de situer l'endroit exact où se trouvait cet appartement. On peut cependant supposer qu'à la mort du duc de Gramont tué à Fontenoy, Louis XV permit à son fils de lui succéder. Or Antoine-Antonin de Gramont occupait, en 1752, une suite de pièces situées au rez-de-chaussée de l'aile du midi ; avec vue d'un côté sur l'angle sud-est de la « Bouche », et de l'autre côté sur la rue de la Surintendance (Indépendance Américaine).

Mareschal et sa famille possèdent également un appartement au Louvre, situé, celui-là à l'est de l'aile nord, c'est-à-dire dans la partie du palais qui regarde sur la rue de Rivoli : le temple de l'Oratoire.

Lorsqu'il doit s'y rendre, le chirurgien entre chez lui par une porte s'ouvrant dans la cour intérieure du vieux Louvre. Le rez-de-chaussée ne se compose pas moins de huit pièces. Dans le vestibule, un escalier conduit à un premier entresol de sept pièces puis à un deuxième de huit autres pièces. Une écurie pour quatre chevaux ainsi que cinq remises séparées viennent compléter ce logement vraiment royal. La famille Mareschal occupa l'appartement pendant près d'un demi-siècle.

***

Le sieur Charles d'Hozier qui avait, en 1698, enregistré, à titre de garde de l'Armorial général, le blason de Georges Mareschal, s'occupe, le mois qui suit l'anoblissement du premier-chirurgien de réviser de nouveau ses armoiries. Initialement, Mareschal avait choisi pour armes « De sinople à une fasce ondée d'argent, accompagnée de trois grains de sel du même, deux en chef et un en pointe ».

Pour Mareschal, ces armes avaient une valeur sentimentale tout en étant parlantes. Le sinople symbolisait la mer et la fasce ondée, la rupture entre son pays d'origine, l'Irlande et celui adopté par son père, la France. Les grains de sel perpétuaient le souvenir de sa mère, Marguerite de Sel. D'Hozier, estimant que ces « meubles » étaient en vérité, d'un héraldisme douteux les remplaça par « trois rochers ». On est juge d'armes et non calambouriste : ce ne serait pas sérieux !

Les lettres patentes de 1707 permettent au chirurgien « de tenir et posséder tous fiefs, terres et seigneureries nobles, de quelque titres et qualité qu'elles soient ». Il attendra cinq ans pour profiter de ce droit : une fois de plus il laisse le temps agir. Un domaine l'a séduit depuis longtemps et il pressent qu'il pourra un jour s'en porter acquéreur.

Depuis la fin du XVIIe siècle, la seigneurie de Bièvre

appartient à un riche lapidaire, Pierre Le Tessier de Montarsy. Situé à deux lieues de Versailles, Bièvre est un charmant village et Mareschal a fréquemment eu l'occasion de s'y rendre car la fille du sieur de Montarsy a épousé le fils de son ami Charles Félix. La fortune des Montarsy est considérable : ils sont fournisseurs de la Cour. Sans trop de pudeur, ils n'hésitent pas à choisir pour blason lors de leur inscription à l'Armorial « D'azur a une montagne d'or ». C'est plus qu'un programme, c'est un aveu. Montarsy, gavé de bonnes pistoles bien trébuchantes place habilement son argent. Il achète une charge de secrétaire du roi, moyen comme un autre de pouvoir accéder à la noblesse.

Ces charges, au demeurant étaient jugées à leur réelle valeur par les contemporains qui les appelaient, avec une ironie mordante les « Savonnettes à vilains ».

Quoi qu'il en soit, la famille de Montarsy vit à Bièvre des jours heureux et paisibles, indifférente aux malheurs qui frappent la France. Les choses commencent à se gâter, lorsque le 8 mars 1710, Pierre Le Tessier de Montarsy meurt après une courte maladie.

Sans doute la seigneurie que laisse le défunt tente ses gendres Charles-Louis Félix de Stains, Nicolas Soulet, conseiller au Parlement de Paris et Jean Quentin, baron de Champlost.

D'un moment à l'autre, on s'attend à ce que l'un d'eux reprenne le domaine mais voici qu'une grave affaire compromet sérieusement leurs chances d'hériter.

Le lendemain de la mort de Montarsy, dépositaire d'une partie des joyaux de la Couronne, un officier de « l'argenterie » est dépêché pour rentrer en possession des bijoux royaux.

A sa grande surprise, l'officier constate qu'il en manque pour deux cent cinquante-trois mille six cent dix livres, soit environ trois millions trois cent mille de nos francs. L'officier est abasourdi. Il vérifie ses inventaires, pointe à nouveau ses bordereaux, entreprend de nouvelles recherches, enquête discrètement dans le village et finit par apprendre que le jour de la mort du joaillier, plusieurs individus sont furtivement sortis du château portant de lourds paquets.

Sans aucun doute, il s'agit d'un vol. C'est le roi lui-même qui décide de surveiller personnellement la suite à donner à cette affaire. Il désigne Louis-Urbain Le Febvre de Caumartin, conseiller d'Etat et Philippe Le Febvre, contrôleur général de l'Argenterie et leur demande d'obtenir des résultats rapides.

Un vol commis aux dépens du roi est assimilé à un crime sacrilège. Le Febvre obtient immédiatement de l'official de Paris un monitoire qui est proclamé dans plusieurs églises de la capitale et dans celle de Bièvre : « Si les auteurs et complices ne se déclarent pas dans les six jours de la troisième publication du présent monitoire, ils seront frappés d'excommunication. »

La menace restant sans effet, un nouvel avertissement est proclamé par jugement du 16 mai 1710 : « Réaggrave de conséquences les concernant les recellés et divertissement des pierreries du roi dont le sieur de Montarsy, joaillier ordinaire de Sa Majesté, était dépositaire. » Puis le juge ecclésiastique expose une nouvelle fois les circonstances du vol et rend sa sentence contre les inconnus qui l'ont commis : « Nous les excommunions dans laquelle excommunication s'ils demeurent l'espace de six jours, nous les aggravons, et, au cas que par six autres jours ils restent le cœur endurci obstiné et contumax (ce qu'à Dieu ne plaise !) nous les réaggravons, et vous mandons que vous les dénonciez publiquement ès prônes de vos églises paroissiales pour excommuniés, aggravés et réaggravés. »

Le fait d'être excommunié peut sembler aujourd'hui bénin ou extravagant. Il n'en était pas de même au XVIIIe siècle où la foi était particulièrement intransigeante. Les Jésuites gouvernaient spirituellement la Cour. La révocation de l'Edit de Nantes étant encore très proche dans les mémoires, la situation d'un voleur était plus enviable que celle d'un hérétique.

De tels anathèmes provoquent sur les fidèles une émotion profonde. Dans les fulminations de « l'aggrave », les prêtres éteignent les cierges et les jettent à terre, au bruit précipité des cloches sonnant à toute volée. Si « l'aggrave » prive l'excommunié de tout usage de la vie religieuse le « réaggrave » interdit à tout chrétien d'avoir aucune relation avec celui qui en est frappé, sous peine d'être lui-même excommunié.

Une dame David, maîtresse d'école à Bièvre commence à s'affoler après avoir entendu le second monitoire.

Elle s'arme de courage, se rend à l'official de Paris, où elle est immédiatement reçue.

Replète et courtaude, exhalant une curieuse odeur de vieux bois humide, elle s'exprime à voix basse, chuchotante. Comme si elle se trouvait dans un confessionnal, elle approche son visage de celui du juge. Tous ceux qui ressentent le besoin de se confier agissent d'ailleurs ainsi. Elle arrive au vif du sujet qu'elle a longuement commenté d'inutiles palabres :

« La dernière maladie de M. de Montarsy a duré peu de temps, précise dame David. Le matin de son décès, le troisième gendre, M. Quentin de Champlost est venu au château. Il m'a demandé alors si son beau-père vivrait encore longtemps. Je n'ai pu que lui répondre que, sans doute, il ne passerait pas l'heure de midi. »

Le regard de Mme David, rapide et fuyant, incapable de se fixer dans celui de son interlocuteur, se dérobe un peu plus. Elle poursuit : « Il a demandé à dame Marie Brière, concierge du château de se rendre dans la chambre de M. de Montarsy, et de prendre dans la poche de sa culotte la clef de son bureau de Paris. Il lui a ensuite demandé de bien vouloir apporter les papiers qu'elle trouverait sur la table de travail de son beau-père. Dame

Brière obéit sur-le-champ et lui remit la clef et les documents demandés. »

Puis voulant sans doute se justifier de son rôle de dénonciatrice la maîtresse d'école ajoute :

« C'était sans doute dans un but avouable puisque tout s'est passé en présence de M. de Monsenault, curé de Bièvre, de M. Fabrejon, chirurgien et d'autres personnes du village, venues aux nouvelles. Peu après l'homme d'affaires de M. de Montarsy, Riquebourg, est arrivé par la porte, il a conféré avec Mme de Montarsy et M. de Champlost puis est reparti à la hâte, emportant les papiers et la clef du mourant. »

Le verbiage de dame David se fait alors plus véhément :

« C'est pour le bien du roi, Monsieur le juge ecclésiastique ! Vous pensez bien. »

Le prêtre s'incline, fait signe avec courtoisie à la dénonciatrice qu'elle peut se retirer, après lui avoir fait signer sa déclaration, et contemple rêveusement le ciel clair de ce matin de mai par la fenêtre ouverte.

Apparemment, se dit-il, la déclaration de cette femme est exacte, puisque la clef du bureau a, en effet été retrouvée à Paris, lorsque les scellés ont été apposés sur la maison des Montarsy.

Il marche, un moment, de long en large, puis retourne à son bureau. Sa décision est prise : il va demander l'incarcération à la Bastille de la concierge Brière et la prise de corps du sieur Riquebourg. Prudent, celui-ci s'est enfui.

Lors de son arrestation, la femme Brière avoue en pleurant que le récit de la maîtresse d'école est exacte.

Interrogés à leur tour, le curé et le chirurgien de Bièvre déposent tous deux dans le même sens. Le dossier est alors transmis à M. Philippe Le Febvre. Très fier de ses résultats, le contrôleur général de l'argenterie commence à imaginer pour lui un avenir brillant. Ces visions ambitieuses, sont toutefois de courte durée. Bien sûr, toutes les apparences sont contre M. de Champlost, mais celui-ci dispose de fort puissantes relations. Son père, M. Quentin, l'ancien barbier-étuviste, qui avait naguère su pallier les défaillances amoureuses du roi, présentement premier-valet de chambre est un des favoris de Louis XIV.

Quant au conseiller d'Etat Le Febvre de Caumartin, qui a été chargé de l'instruction du vol, il est lui-même cousin du baron de Champlost par son mariage avec Marie Jeanne Quetin de Richebourg.

Le roi consent à étouffer l'affaire (Le bon La Fontaine se trompait-il lorsqu'il moralisait : « Selon que vous serez puissant ou misérable, les jugements de Cour vous feront blanc ou noir. »)

Il ordonne toutefois que le prix des joyaux disparus soit prélevé sur la succession. Caumartin est satisfait, il n'aura pas à poursuivre son cousin il se borne à vendre au compte du trésor les biens de M. de Montarsy.

Mme Félix qui avait fait de nombreuses objections lors du mariage de son fils avec Anne Le Tessier de Montarsy ne s'était guère trompée dans ses répugnances prophétiques : le remboursement des pierreries allaient amoindrir la part d'héritage de sa belle-fille et le doute planant sur l'auteur du vol ne manquerait pas d'entacher lourdement la famille de Montarsy. La baronne de Champlost, la plus directement atteinte ne s'en remit pas : elle mourut au début de l'année 1711.

Cependant, M. de Caumartin, chargé de recouvrer les deniers royaux met en vente la seigneurie de Bièvre, ainsi que plusieurs autres petits fiefs appartenant à Montarsy.

Le 18 mars 1712, l'avocat Villeneuve se porte acquéreur de ces lieux. Il est le mandataire du premier-chirurgien de Sa Majesté le nouveau seigneur de Bièvre est Georges Mareschal.

Deux lieues de Versailles (huit kilomètres), trois lieues et demi (quatorze kilomètres) au sud-est de Paris, la seigneurie s'étend à l'ouest du bois de Verrières.

Le château est bâti près de la Bièvre. Rabelais attribue à cette sinueuse rivière dont les sources, aujourd'hui aménagées en plan d'eau, font la joie des baigneurs... une truculente origine : Pantagruel voulait se venger d'une femme rebelle à ses désirs. Tuant une chienne « dans ses ardeurs » il frotta subrepticement les vêtements de la dame avec le sexe du pauvre animal. Dès que la belle fut dehors, une bande de chiens s'amassa « compissant copieusement sa robe ». L'infortunée se réfugia dans une maison mais les chiens continuèrent si bien d'arroser la porte qu'ils donnèrent naissance à un petit cours d'eau « et c'est celuy ruisseau qui de présent à Saint Victor, auquel Gobelin tainct l'escarlatte, pour la vertu spécifique de ces pisse-chiens ».

La terre acquise par Mareschal fait partie du comté de Monthléry, possédé de tout temps par les rois de France. Elle relève donc féodalement de Louis XIV.

« Fief de dignité », le domaine occupe le dernier rang des terres situées, venant après les baronnies, les comtés, les marquisats etc...

Quoi qu'il en soit, Mareschal est devenu seigneur féodal et de ce fait, il a un premier devoir à remplir, rendre foi et hommage à son suzerain, le comte de Monthléry... c'est-à-dire le roi.

Louis XIV reçoit donc l'hommage du nouveau seigneur, charge à celui-ci de « bailler par écrit aveu et dénombrement ».

La surface des terres comprise dans l'adjudication s'élève à huit cents arpents, c'est-à-dire trois cent trente-six hectares.

Pour devenir propriétaire, Mareschal a déboursé cent quarante et un mille livres (un million huit cent trente-trois mille de nos francs).

On se demande quel pourrait être à l'heure actuelle le prix d'une propriété située à une quinzaine de kilomètres de Paris comprenant un château, un parc de quarante-six hectares clos de murs, de nombreuses maisons, plusieurs fermes s'étendant sur deux cent trente hectares, plus de soixante hectares de bois, le tout dans l'exquise vallée de Bièvre.

CHAPITRE VIII

SAINT-SIMON MALADE

Le bruit s'est répandu très vite à Versailles et à Paris : le duc de Saint-Simon est malade. En danger de mort ? Eh ! qui sait... Du moins, c'est le vœu le plus ardent du comte de Marsan, de la maison de Lorraine qui déteste cordialement le mémorialiste.

— Le roi ne semble plus guère en colère contre vous, lui confie le duc de Lauzun, venu le visiter à Paris, dans son hôtel de la rue Taranne [1], et si vous le permettez, je vais demander à Sa Majesté qu'elle consente à laisser son premier-chirurgien vous examiner.

Saint-Simon accepte avec reconnaissance, car depuis longtemps, Mareschal lui donne ses soins.

L'incident a commencé au début de 1704.

Le petit homme, caustique, railleur, impitoyable, est profondément jaloux de ses prérogatives nobiliaires. Il s'irrite de plus en plus de constater que les princesses des maisons de Lorraine et de la Tour d'Auvergne se dispensent de quêter à la messe du roi.

— Désormais, dit-il brusquement à son épouse, je vous

1. Aujourd'hui le boulevard Saint-Germain, à l'angle de la rue des Saints-Pères.

prie de vous abstenir de présenter la bourse. Notre famille n'a pas à céder le pas de cette façon !

L'étonnement du roi, qui apprécie assez peu qu'un autre que lui-même prenne des décisions concernant l'étiquette, se transforme vite en colère. Le duc tente de se justifier vis-à-vis de son souverain et sort de son cabinet bouleversé des propos qu'il vient d'entendre.

Par précaution, Saint-Simon décide de se faire saigner « parce que je sentais que le sang me portait à la tête », écrit-il, « et il me sembla l'avoir été fort bien. Je sentis dans la nuit une douleur au bras que Ledran, fameux chirurgien qui m'avait saigné, m'assura ne venir que d'une ligature trop serrée. Pour le faire court, en deux jours, le bras s'enfla plus gros que la cuisse, avec la fièvre et de grandes douleurs ; on me tint deux autres jours avec des applications dessus pour dissiper le mal par l'ouverture de la saignée, de l'avis des plus grands chirurgiens de Paris ».

Heureusement, l'ambassade du duc de Lauzun auprès de Louis XIV a bien réussi et le 16 avril, Mareschal, qui a pour mission de soigner Saint-Simon reçoit également l'autorisation de s'établir auprès de lui.

L'arrivée du premier-chirurgien du roi réjouit toujours le duc qui le connaît de longue date. Il aime particulièrement sa franchise, sa droiture, son honnêteté auxquelles se mêle une constante bonhomie.

Les traits réguliers, le regard clair, d'un bleu tout irlandais, sa physionomie ouverte sont le reflet de cet homme dont les contemporains les plus pointilleux s'accordent à vanter les rares qualités : « Il avait acquis avec justice la réputation de probité et de parler vrai » dit de lui le duc de Luynes.

— Mareschal, je me sens déjà soulagé, rien que de vous voir », s'exclame Saint-Simon, en manière de bienvenue.

Posément le chirurgien examine la plaie, puis, avec une grande douceur, palpe la peau tuméfiée.

— Je vais vous parler franc, Monsieur le duc. Votre

état me paraît fort sérieux mais non désespéré. Il faudra pour guérir que votre force morale l'emporte sur vos possibilités physiques. Mon diagnostic est simple : je vais inciser d'environ quatre doigts au-dessus et au-dessous de la saignée, afin de dégager et de mettre à nu le fond de l'abcès.

C'est dans la souffrance que les hommes échappent au cloisonnement étroit de la hiérarchie sociale et connaissent pour un bref moment, une sorte d'égalité. La maladie, la crainte de la douleur physique ne sont pas sans incidence morale sur le comportement de l'individu.

— Croyez-vous que je vais souffrir ? » demande Saint-Simon qui devient alors pareil à tous les malades.

A côté du frêle duc, Mareschal semble plus imposant. Dans son teint vermeil, ses yeux semblent encore plus bleus. Rassurant, il sourit, puis s'exprime d'une voix douce, bienveillante, rassurante. Il sait qu'une bonne mise en condition est essentielle pour déclencher le processus de la guérison.

— Je ne mens jamais, dit-il. Il est à peu près certain que mon confrère Ledran a, au cours de la phlébotomie, atteint superficiellement le muscle du bras, ce qui m'obligera à vous faire pratiquer, un peu plus tard, quelques exercices destinés à empêcher le bras de s'atrophier. Oui, ce sera sans doute assez douloureux et il faudra surveiller attentivement la plaie afin d'empêcher que la gangrène ne s'y mette, mais j'ai bon espoir.

Les soins que prodigua Mareschal au duc de Saint-Simon ne durèrent pas moins de trois semaines, au cours desquelles une intimité naquit entre le mémorialiste et l'homme de l'art.

Inlassablement, Saint-Simon, curieux de tout, se fait conter les opérations célèbres pratiquées par le chirurgien.

— Expliquez-moi, lui dit-il un jour, la raison pour laquelle vous, qui n'êtes qu'un honnête homme, n'ayant pour tout bagage que votre talent et la profonde connaissance de votre métier, vous qui répugnez aux intrigues de la Cour, vous qui, avec votre franc parler, représentez le symbole même de l'anti-courtisan, expliquez-moi comment vous avez été nommé premier-chirurgien de Sa Majesté.

— C'était, en effet, inespéré et je ne vous cache pas, Monsieur le duc, que j'en ai été le premier surpris. En vérité, je crois que c'est grâce à l'appui de mon ami Félix et du docteur Fagon que le roi m'a fait cet immense honneur. Peut-être aussi la chance m'a-t-elle servi.

— La chance ?

— Certes, certes, poursuit Mareschal, les circonstances m'ont beaucoup servi et notamment la guérison du premier-médecin Fagon, mais la succession était très enviée...

— Racontez-moi cela par le menu, interrompt Saint-Simon friand de toutes les anecdotes qui pourraient émailler son « Journal ». Depuis toujours, j'ai logé près de votre hôpital de la Charité et ce voisinage a fait de vous le chirurgien de notre maison. Mieux que quiconque, je connais votre valeur professionnelle mais il me semble que Pierre Gervais ou François du Tertre étaient mieux connus que vous du roi et que, si chaleureuse qu'ait pu être la recommandation de Félix, c'était là un viatique insuffisant.

— C'est aussi mon opinion, répond Mareschal. En effet, Pierre Gervais était certainement le plus qualifié pour recevoir la nomination.

— Pensez-vous que l'affaire de la fistule l'ait desservi ?

— Sincèrement, je ne crois pas. Gervais s'est borné, en 1686, alors que l'on cherchait à éviter au roi les douleurs de la grande opération, à conduire à Barèges quatre fistuleux sur lesquels on voulait expérimenter l'effet des eaux. Le fait qu'ils soient revenus, comme me l'a dit Dionis « tout aussi avancés dans leur guérison que lorsqu'ils étaient partis » n'a pas nui à Gervais qui s'est simplement borné à les accompagner. Jamais, d'ailleurs il n'a été en disgrâce puisqu'au commencement de la guerre de la ligue d'Augsbourg, il a été choisi avec Tribouleau et Haustome pour accompagner Monseigneur sur le Rhin comme chirurgien de son armée. Le Roi le nomma ensuite chirurgien du prince puis chirurgien ordinaire près de sa personne. J'étais, quant à moi, persuadé que Gervais, fort adroit phlébotomiste, serait agréé.

— Soit, dit Saint-Simon, tout cela, je le sais, mais le roi aurait également pu déterminer son choix en la personne de François du Tertre, qui l'a saigné chaque fois qu'il éprouvait le besoin de se faire tirer quelques palettes de sang.

— C'est là une autre histoire, répond Mareschal, dont le visage devient soudain plus grave, et qui remonte déjà à quelques années : sa disgrâce date de 1701.

— En effet, le marquis de Sourche m'en a parlé à l'époque mais je n'y avais pas porté attention.

— Cette disgrâce m'a profondément affecté, car j'avais, et j'ai toujours pour du Tertre une grande estime et une profonde amitié : il est de plus le parrain de mon fils François.

Sans doute, l'avez-vous su, Monsieur le duc, lorsque du Tertre est devenu veuf, il vécut maritalement avec une certaine demoiselle Poliart qui se targuait d'appartenir à la noblesse. Que ce soit vrai ou faux, du Tertre s'attacha à cette fille qui lui donna plusieurs enfants. Un jour, il apprit que sa maîtresse le trompait avec le sieur Pipault, avocat de son métier et mieux connu par son libertinage que par sa profession.

Furieux de cette trahison, du Tertre voulut faire enfermer l'infidèle dans un couvent pour inconduite. Fort avisée, la jeune femme prit les devants, déposa une plainte entre les mains d'un commissaire au Châtelet, accusant le praticien de lui avoir ravi l'honneur.

Indigné, du Tertre répondit au magistrat qu'il s'étonnait de cette tardive inculpation, la plaignante lui ayant donné plusieurs enfants et notamment un fils qu'il faisait élever par un maître d'école du faubourg Saint-Antoine. Sans la moindre hésitation, cette Poliart taxa du Tertre d'accusations mensongères et, sous la foi du serment, nia que le jeune garçon fût d'elle : du Tertre se vit admis à faire la preuve du contraire.

A cet instant, Saint-Simon qui s'amusait franchement, se mit à éclater de rire.

— Je me souviens maintenant de ce que vous me dites. A l'époque, ce fut un scandale. Le marquis de Sourches m'en avait alors dit quelques mots. Et le duc, son hilarité calmée, conclut posément : Je pense que les temps ne sont plus où Sa Majesté, possédant plusieurs concubines dans le palais où vivait la reine, se donnait chaque année un bâtard, souvent doublement adultérin.

Le roi est devenu fort dévot. Du brillant Jupiter d'antan, ne subsiste aujourd'hui qu'un monarque qui ne se rend plus compte que l'omnipotence vient de la chambre de l'ex-veuve Scarron, cette vieille haridelle qui, naguère, n'a pas hésité à partager le lit de Ninon de Lenclos, afin de mieux découvrir les jouissances de la sodomie.

— Monsieur le duc, s'écrie Mareschal horrifié. Si vos gens vous entendaient.

— Ne craignez rien. Les drôles doivent dormir quelque part et je leur interdis de se trouver près de moi sauf si je les convoque. Ah ! ajoute Saint-Simon, mi-figue, mi-raisin, je comprends parfois ce sultan d'Arabie qui avait fait couper la langue de ses plus proches serviteurs afin qu'ils ne répétassent point les propos qu'ils avaient entendus ! Puis le duc enchaîne : Savez-vous ce qu'est devenue cette Poliart ?

— Après mille détours de procédure, elle s'enfuit en Champagne où elle se retira définitivement. Quant à ce pauvre du Tertre, il finit par obtenir satisfaction puisque la mère de ses enfants ne pouvait plus les déshonorer à Paris par sa vie dissolue.

— Cela, je l'ignorais, répond avec franchise Saint-Simon, mais je me souviens que le roi, « horrifié » d'une telle inconduite, renvoya son chirurgien, lui conservant toutefois une pension annuelle de deux mille livres. Voyez-vous,

Mareschal, je crois que vous devez votre nomination aux tristes fesses du docteur Fagon et à celles plus rebondies mais sans doute un peu flasques de Mme de Maintenon.

Devant le regard interloqué du premier-chirurgien, Saint-Simon s'explique : « Ce qu'a pu dire Félix au roi, concernant votre adresse, n'a pas suffit. Par contre, votre brillante intervention lors de la taille de Fagon a poussé le premier-médecin à vous soutenir. Ami dévoué de la « guenipe », il n'a pas manqué de lui chanter vos mérites, louant votre adresse, la légèreté de votre main, affirmant certainement que vous seriez à même de lui prodiguer les soins intimes que lui, Fagon, médecin de la Faculté ne pouvait pratiquer, sous peine de déroger, espérant de la sorte que le... réceptacle des désirs royaux serait en bonnes mains.

Faut-il le dire, Mareschal s'abstient de répondre aux perfides insinuations du mémorialiste.

Changeant de sujet avec promptitude, sentant peut-être qu'il est allé un peu loin, le duc commente la vie du maréchal de Villeroy : « C'était un grand et bel homme bien fait, vigoureux, dit-il. Quinze à seize heures de cheval ne le fatiguaient guère plus que les veilles. Il a été reçu toute sa vie dans le grand monde, magnifique en tout, excellent dans l'art de présider un bal ou être juge d'un carrousel, brave de sa personne mais sans capacité militaire. »

Le jugement de Saint-Simon est tombé, péremptoire mais juste.

— Que voulez-vous, Monsieur le duc, Sa Majesté a toujours aimé tendrement le maréchal. On raconte qu'une fois, en parlant de lui, le roi s'est servi du terme de favori, terme qui ne lui était jamais sorti de la bouche pour personne. Il est vrai que M. de Villeroy venait de se trouver mal.

— Que s'est-il passé ? A-t-il été victime d'un accident ?

— Nullement. Il s'est agi d'un incident inéluctable au demeurant, car le maréchal souffrait d'une maladie qu'il tenait à garder secrète. C'est à la chasse que tout est arrivé. Depuis le 2 octobre 1698, la Cour résidait à Fontainebleau. Le 24, Sa Majesté courait une fois de plus le cerf dans sa petite calèche, en compagnie de la duchesse de Bourgogne. Brusquement, le maréchal de Villeroy qui était un des veneurs, titube, s'accroche à un arbre et s'évanouit. Il faut le transporter au château, sur une civière improvisée à la hâte. Félix l'examine et déclare qu'une opération est indispensable. Il s'agissait d'une double « descente » (hernie) provoquée par la rupture d'un bandage qu'il portait depuis quarante ans.

— Comment diable, avec ces accessoires, pouvait-il affirmer sa virilité ? demande Saint-Simon. Je pense, ajoute-t-il, qu'il a sans doute manifesté à la chasse un zèle extrême afin de s'y montrer aussi fringant qu'un jouvenceau... A cinquante ans, seules les apparences peuvent donner illusion !

— Quoiqu'il en soit, réplique Mareschal, se refusant toujours à suivre Saint-Simon dans ses commentaires insidieux, M. de Villeroy refusa obstinément d'offrir à la Cour ce spectacle qui, pour lui, représentait une sorte de honte qui n'aurait pu que nuire à ses bonnes fortunes. Dès le lendemain il se fit conduire chez lui, à Villeroy, situé entre Fontainebleau et Sceaux. Lorsqu'il voulut regagner Paris, il ne put supporter les cahots de son carrosse. Il fallut le transporter sur les bords de la Seine. Il effectua le reste du voyage en bateau. C'est à ce moment, Monsieur le duc, que le maréchal me demanda de l'examiner, en compagnie de mes confrères Bessière et Tribouleau. Tous trois, nous jugeâmes à propos de pratiquer au plus tôt l'opération de la bubonocelle, tout à la fois pénible et dangereuse.

— Qu'appelez-vous bubonocelle, s'impatiente Saint-Simon qui a horreur de découvrir un terme qu'il ignore.

— Il s'agit tout simplement du traitement motivé par la chute de l'épiploon ou de l'intestin qui, en s'étranglant, forme à l'aine une hernie inguinale.

— Parlez de façon intelligible, interrompt de nouveau Saint-Simon. Semoncé de la sorte, Mareschal poursuit, s'efforçant d'être clair.

— Je fus chargé de la double intervention qui lui sauva la vie, qu'il fut, à plusieurs reprises, sur le point de perdre. Il fut radicalement guéri de ses deux descentes. Après une convalescence d'une dizaine de jours, au cours de laquelle le roi s'était tous les jours informé de sa santé, le maréchal se trouva hors de danger et ses amis furent autorisés à le visiter.

Depuis quelques instants, Mareschal avait constaté sur le visage émacié de Saint-Simon les signes indiscutables de la fatigue. Les yeux brillants que soulignait un cerne bistre étaient éloquents. Le premier-chirurgien lui tâte le pouls.

— Vous allez me permettre de me retirer, Monsieur le duc. Il vous faut à présent vous reposer, dormir si vous le pouvez. Vous dites vous-même que vous êtes de « petite constitution », il serait dommage d'aggraver votre mal par une imprudence, fût-elle minime.

— Pensez-vous que je doive rester encore longtemps alité ?

— Je vous ai ouvert le bras le 16 avril. Nous sommes aujourd'hui le 29. Si mes prévisions sont exactes, vous serez sur pied vers le 10 mai.

Mareschal ne se trompa pas et son pronostic se réalisa avec une grande précision. Saint-Simon observa avec une intense satisfaction l'expression de profond désappointement du comte de Marsan, de la maison de Lorraine : celui-ci, jugeant ouverte la succession du mémorialiste, avait eu l'outrecuidance de solliciter le poste de gouverneur de Blaye, sans attendre que le duc, titulaire de ce poste, fût mort.

***

Sans cesse en éveil, d'une objectivité très relative, intelligent, pénétrant, le duc de Saint-Simon nous a laissé des « Mémoires » qui permettent de reconstituer, dans sa presque intégralité, la vie de la Cour. Un peu partout, il glane ses informations, les note, les commente souvent d'impitoyable façon. Mareschal, constamment en présence du roi, lui fournit de nombreuses anecdotes : il interroge le plus possible celui, qu'à juste titre, il tient pour un « excellent observateur ». C'est par le premier-chirurgien qu'un jour de 1704, il apprend le retour forcé de la princesse des Ursins et ce, de par la volonté du roi lui-même.

La France s'épuise pour soutenir Philippe V. Le petit-fils de Louis XIV devenu roi d'Espagne après avoir été duc d'Anjou, défend lui-même sa cause avec bien peu de talent. Il est loin d'être à la hauteur de la grande mission confiée par son aïeul.

C'est grâce à l'influence, au crédit et à la faveur de la princesse des Ursins, veuve d'un prince de la maison de Talleyrand que Philippe V, qui était loin d'être le seul prétendant à la succession de Charles II a finalement réussi — même si le testament de Charles II et les lois héréditaires sont pour lui — à s'asseoir sur le trône de Charles Quint. C'est dire à quel point, le roi d'Espagne et la jeune reine, qui était princesse de Savoie et sœur de la duchesse de Bourgogne, apprécient Mme des Ursins qui vient d'être nommée « camera mayor » de la reine en récompense de ses services. Ayant adroitement gagné la confiance des deux souverains, plus rien ne se fait en Espagne sans son accord. Le rôle d' « éminence grise » plaît infiniment à cette femme intrigante et ambitieuse. Comme l'influence de la princesse est en opposition formelle avec les desseins de Louis XIV, qui désire conserver la haute main sur son petit-fils, le roi exige son retour en France.

Peine perdue. Il est impossible d'obtenir de la Cour d'Espagne le renvoi de Mme des Ursins puisque les deux époux réunissent leurs efforts en sa faveur.

Les circonstances s'y prêtant, Louis XIV conseille alors à Philippe de se mettre à la tête de l'armée. Dès que le jeune roi a quitté Madrid, il écrit à la reine d'Espagne et, d'un style à lui persuader la nécessité pressante et le parti de ne rien écouter, lui conseille l'éloignement de Mme des Ursins.

Le stratagème réussit. La petite reine, qui n'a que seize ans, privée de l'appui de son mari se croit obligée de renvoyer sa « camera. »

Saint-Simon, qui a rapporté quelques intrigues de Mme des Ursins conclut : « Voilà cette femme dont le roi avait si ardemment procuré la chute, de laquelle Mareschal m'a conté qu'il s'était applaudi avec complaisance entre lui, Fagon et Blouin, en se félicitant de l'art qu'il avait eu de séparer de lieu le roi et la reine d'Espagne, pour être plus sûr de frapper son coup sur elle... »

C'était mal juger de la diabolique habileté de la dame que de se borner à le faire revenir. Ses possibilités de persuasion sont illimitées. Rappelée en avril 1704, la princesse reprend son poste auprès des souverains d'Espagne en juillet 1705 après avoir reconquis la faveur de Louis XIV et de Mme de Maintenon.

La princesse des Ursins souffrait d'écrouelles et le soin de la traiter « par correspondance » avait été confié à Mareschal et à Fagon. Elle avait cependant emmené avec elle, sur les conseils du premier-chirurgien, un praticien qui était très apprécié à la Cour d'Espagne — La princesse écrivant à Mme de Maintenon rapporte avec beaucoup de satisfaction, le 17 mars 1707 : « La reine a été saignée ce matin très heureusement par le chirurgien que vous m'avez assuré, de la part de M. Mareschal, mériter d'avoir cette charge. Il a fait un fort bon choix, car il est fort sage et habile ; je vous supplie, Madame, d'en vouloir rendre témoignage à son bienfaiteur et à M. Fagon. »

A cela, Mme de Maintenon répond le 24 avril : « Je

dirai à Mareschal le témoignage que vous rendez au chirurgien qu'il vous a donné. »

Quelle que soit son adresse, le praticien ne pourra éviter à la reine d'Espagne de mourir, le 14 février 1714, à peine âgée de vingt-six ans. La même année Philippe V se remarie avec Elisabeth Farnèse et Mme des Ursins se voit définitivement disgraciée.

Elle arrive à Versailles en mars 1715 avec tous ses équipages. Souffrant d'une fluxion depuis son retour d'Espagne, elle attend d'être guérie pour demander audience au roi. Afin de la soigner, Louis XIV, indigné de la façon dont la princesse a été chassée d'Espagne, lui envoie Mareschal qui se borne à la saigner et à lui conseiller de « laisser agir la nature ».

La princesse ne reste pas en France. Elle choisit de se retirer en Italie où elle se plaindra amèrement de vivre de façon obscure et dans le dénuement : elle ne dispose en effet que d'une rente mesquine de dix-sept mille livres (deux cent vingt mille francs actuels) et n'a pour l'entourer que quatre gentilhommes et six pages — tous chevaliers de Malte —. Sa maison ne se compose que de douze laquais portant livrée et elle ne possède que deux carrosses à six chevaux. On ne chiffre pas, bien entendu, l'escouade de filles de service, de cuisiniers et de marmitons, non plus que les aides et la valetaille. En un mot, la misère !

C'est dans ces affligeantes conditions de vie qu'elle meurt à Rome en 1722.

Saint-Simon ne se borne pas à recueillir de la bouche de Mareschal les détails qui peuvent offrir quelque intérêt, il cherche également à se servir du crédit que possède le chirurgien auprès du roi.

En 1707, la démission de M. de Harlay laisse vacant le poste envié de premier-président de Paris. Le duc essaye de faire nommer celui qui sera un peu plus tard le chancelier d'Aguesseau. Il explique d'ailleurs sa tactique :

— Je dresse une batterie dans l'intérieur par Mareschal,

et, par celui-là, d'y joindre Fagon qui pouvait également et directement atteindre au roi et à Mme de Maintenon.

Cependant, d'autres candidats ambitionnent la succession de Harlay et notamment M. Le Pelletier, fils du ministre, poussé par les Sulpiciens, ainsi que M. d'Argenson protégé, lui, par les Jésuites. Alors que Saint-Simon, Fagon et Mareschal luttent contre de telles influences, c'est finalement Le Pelletier qui reçoit la charge de premier-Président. Mme de Maintenon est très attachée aux Sulpiciens.

« Soutenu du crédit de son père, écrit le duc, il fut introduit par la chattière de la main des Sulpiciens, M. de Chartres à leur tête, ayant pour adjoints les ducs de Chevreuse et de Beauvilliers. Cette protection qui, auprès du roi et de Mme de Maintenon, avait également le mérite antijanséniste l'emporta sur celle des Jésuites pour Argenson. »

C'est en 1709 que Mareschal rendra à Saint-Simon un très important service qui, sans doute, lui permettra de poursuivre la rédaction de ses « Mémoires ». Le duc a quitté l'armée en 1702. Ayant le grade de colonel, il supportait mal de n'avoir pas été nommé brigadier et avait, par dépit, choisi définitivement la vie de Cour.

Louis XIV n'apprécia que médiocrement cette décision car il s'offensait quand on cessait de le servir. Il appelait cela « le quitter ».

D'autres faits contribuent à entretenir l'irritation royale. Dans l'entourage de la Cour, Saint-Simon mécontente le roi par son esprit caustique, sa verve frondeuse, les prérogatives que sa dignité ducale lui confère et auxquelles il tient particulièrement, et ses petites cabales.

On a beau lui conseiller de ménager la susceptibilité du souverain, rien n'y fait. Déjà, en avril 1704, il a échappé de justesse à la disgrâce : la leçon n'a pas été suffisante et cinq ans plus tard, au début de 1709, le roi, de nouveau témoigne son irritation.

Toujours charmante et charitable, la duchesse de Bourgogne explique à Mme de Saint-Simon les motifs de la colère du roi.

— Le duc a de puissants ennemis, Madame. Leur nombre est plus élevé que vous ne pouvez le supposer. Ils ne perdent aucune occasion de lui nuire. Certains grossissent au roi l'attachement du duc à sa dignité. D'autres l'accusent sournoisement de blâmer sans mesure ce qu'ordonne Sa Majesté ou de mal parler des affaires.

Ulcéré d'apprendre que les sentiments de Louis XIV à son égard sont loins d'être favorables, Saint-Simon décide de quitter Versailles et de se retirer dans son château de la Ferté : « Je trouvais, dit-il, que l'abandon de la Cour était le seul parti qui me convint. »

Certaines épouses, en maintes circonstances, ont une action bénéfique sur un mouvement impulsif de leur mari. Par chance pour le duc, Mme de Saint-Simon est de celles-là.

— Songez, lui dit-elle à l'ennui d'une vie inoccupée, consacrée à de stériles promenades, à la lecture. Un homme tel que vous, dont l'esprit sans cesse occupé à penser, a besoin de pâture. Déjà, j'en suis sûre, vous vous ennuyez.

Et le fier Saint-Simon, flatté malgré tout, cède, mais à une seule condition.

— Avant de prendre une décision définitive, il me faut alors présenter ma défense au roi. Je sais combien il est difficile d'avoir de Sa Majesté une audience particulière mais j'ai quelque idée à ce sujet.

Saint-Simon a simplement pensé à obtenir de Mareschal qu'il lui procure cette faveur.

Dans la soirée du 21 décembre 1709, il se rend chez le premier-chirurgien, dans son appartement du château de Versailles. « La conversation ne tarda pas à se tourner sur ma situation, écrit-il, et sur l'embarras que, ne portant sur rien de particulier mais sur un amas de bagatelles vraies et fausses, ces bagatelles étaient grossies, empoisonnées de manière qu'elles me coulaient à fond plus sûrement que des fautes réelles et bien marquées. »

Et à Mareschal qui écoute attentivement, Saint-Simon explique, justifie, détermine le but de sa visite.

— Le malheur est d'avoir affaire à un maître inabordable, dans l'esprit duquel, si je pouvais lui parler à mon aise, je serais certain de faire disparaître les bassesses que l'on a utilisé pour mieux lui faire apparaître ce que ma conduite peut avoir de désagréable. Je vous laisse toute liberté de me répondre, Mareschal, mais, si vous le pouviez, sans craindre pour vous-même, je souhaiterais que vous preniez le temps de dire au roi que vous m'avez vu affligé au point de me sentir mal auprès de lui sans l'avoir en rien mérité. Ajoutez également que cette raison m'a tenu quatre mois à la campagne où je serais encore si la mort d'un homme très utile dans la conduite de mes affaires ne m'avait forcé à revenir. Expliquez s'il vous plaît, au roi que je n'aurai désormais de repos qu'en lui parlant avec franchise et que je le supplie de m'écouter avec bonté et loisir quand il lui plaira. Bien sûr, si l'audience m'est refusée, je n'aurai plus à songer à quoi que ce soit. Si par contre, vous réussissez à me l'obtenir, le succès me découvrira ce qui peut me rester d'espérance.

Mareschal reste un long moment pensif, puis il regarde le duc :

— Je le ferai, Monsieur le duc. En effet, il n'y a que cela à faire. Vous lui avez déjà parlé plusieurs fois, il en a toujours été content. Il ne craindra pas ce que vous aurez à lui dire, par l'expérience qu'il en a déjà eue. Je n'affirme pas que je réussirai car il se peut qu'il soit déjà bien déterminé contre vous, mais laissez-moi faire et surtout laissez-moi bien prendre mon temps. Dès que j'aurai obtenu un résultat, je vous ferai prévenir à Paris par un exprès.

En quittant Mareschal, Saint-Simon va rendre compte de sa démarche au chancelier Pontchartrain — un ami sûr — ainsi qu'à sa femme.

Ses confidents ne lui cachent pas que le premier-chirurgien n'a guère de chances de réussir.

— D'audiences à espérer du roi en son cabinet, mon cher duc, lui dit Pontchartrain, il n'y a guère à espérer. Il n'en accorde jamais à ceux qui reviennent de mission à l'étranger. Il en donne parfois de courtes aux généraux d'armée qui partent mais toujours en présence du ministre, rarement à leur retour.

S'il est réellement en disgrâce, l'audience n'est plus alors qu'une utopie.

— Je suis persuadée, dit Mme de Saint-Simon à son époux, que le roi, dégoûté de vous par un amas de choses sans corps mais adroitement empoisonnées, éprouve à votre égard, un profond éloignement.

— Prenez patience, lui répond Saint-Simon, et conservez l'espoir. N'oubliez pas que Mareschal vient de sauver la vie du maréchal de Villars. Quant à moi, j'attends avec confiance qu'il choisisse le moment favorable pour lui parler de moi.

C'est au « petit lever » que les officiers de la chambre s'entretiennent plus particulièrement avec le roi. Ses nombreuses et fréquentes incommodités ont une incidence très nette sur son humeur. Mareschal a décidé de choisir le jour où Louis XIV sera « gaillard ». Les circonstances actuelles semblent mal s'y prêter. En effet, enrhumé depuis le début du mois, le roi est affligé chaque matin de quintes de toux. Les derniers jours du mois de décembre, son urine contient du sable. Le 23, il apprend à son réveil que Mme de Maintenon a eu, la nuit un long accès de fièvre. Le 24, il a devant lui l'éprouvante journée consacrée au toucher des écrouelles. C'est ensuite la matinée de Noël.

Le 30 décembre enfin, Mareschal, entrant chez le roi immédiatement après son réveil le trouve de meilleure humeur qu'à l'ordinaire.

Fagon n'est pas encore arrivé. Le roi, boit calmement

sa tisane de sauge. Quelques garçons bleus circulent dans la chambre.

D'un signe discret, le premier-chirurgien les avertit qu'il désire parler au roi. Les valets accoutumés de voir agir ainsi les premiers officiers se retirent silencieusement dans la grande antichambre.

Demeuré en tête à tête avec Louis XIV, Mareschal, pour être certain que son interlocuteur est bien « réceptif », lui explique qu'il désire parler d'une question personnelle. D'un air aimable, le monarque répond par l'affirmative. Le chirurgien expose alors divers projets qu'il a conçus pour améliorer, perfectionner l'art opératoire en France. Son exposé terminé, il attaque avec franchise le sujet qui lui tient à cœur. Le roi est détendu, souriant.

— Ce n'est pas tout, Sire, j'aimerais, avec l'assentiment de Votre Majesté, m'entretenir d'une affaire qui pèse si lourd sur moi que je n'aurai l'esprit libéré que lorsque je la lui aurai confiée.

D'un air engageant, Louis XIV lui demande de quoi il s'agit.

— Sire, j'ai vu M. le duc de Saint-Simon profondément peiné de sentir sur lui la disgrâce du roi. Et cependant, Sire, je ne puis qu'affirmer que personne, mieux que le duc n'éprouve pour son souverain plus d'attachement, de dévouement et de respect que lui.

Au seul nom de Saint-Simon, le roi fronce les sourcils, sa mine devient renfrognée, son attitude s'est nettement refroidie.

— Je n'ai rien contre le duc, répond-il et je ne sais en vérité pas pourquoi il cherche à se persuader du contraire. Sans doute, une fois de plus pour se rendre intéressant !

— Je ne pense pas, Sire. Le duc est, plus qu'un autre, sensible à l'ostracisme qu'il sent. S'il n'a pas paru à la Cour depuis quatre mois alors qu'auparavant, il y était fort assidu, c'est seulement pour ne pas encourir le regard glacé de Votre Majesté. En un mot, Sire, la chose qu'il souhaite le plus au monde est d'obtenir une audience de son roi.

— Mais que veut-il me dire ? Il n'y a rien ! dit Louis XIV, d'un ton nettement moins aigre. Il est bien vrai qu'il m'est revenu plusieurs bagatelles de lui mais rien de marqué ! Dites-lui de demeurer en repos et que je n'ai rien contre lui.

Comprenant que la partie est encore loin d'être gagnée, Mareschal insiste de nouveau pour l'audience.

— Le duc souffre profondément d'être privé de la joie de contempler Votre Majesté, ajoute Mareschal, essayant cette fois d'attaquer le roi par une flatterie à laquelle il est toujours sensible. Il supplie bien humblement d'être reçu par le roi, quel que jour que ce soit, mais seul dans son cabinet.

Voulant en terminer, Louis XIV laisse enfin échapper les mots tant attendus :

— Eh bien je le veux bien ; quand il voudra.

A ce moment précis, le duc de Bouillon, grand chambellan le duc de Beauvilliers, premier-gentilhomme de la chambre « en année », et d'autres officiers possédant les « grandes entrées » arrivent.

Heureux d'avoir obtenu ce qu'il demandait, Mareschal s'incline profondément devant le roi et laisse se dérouler normalement la cérémonie du lever.

Dès qu'il peut s'échapper de la chambre de Louis XIV, il écrit à Saint-Simon afin de lui faire connaître l'heureuse issue de son ambassade auprès de Sa Majesté.

Et le mémorialiste note : « Ce billet nous a donné une joie profonde à Mme de Saint-Simon et à moi. »

Le lendemain, 31 décembre, le duc quitte son hôtel de la rue Taranne et se rend à Versailles, emmenant avec lui sa femme afin d'avoir son conseil dans une conjoncture dont dépendra désormais leur genre de vie future.

Aussitôt arrivé au château, il se rend à l'appartement du premier-chirurgien qui ne lui cache pas qu'il a bien senti de l'éloignement dans l'esprit du roi mais pas de colère.

— Je suis certain, Monsieur le duc, que vous aurez une audience particulière et tranquille. Expliquez, une bonne fois pour toutes vos faits, ne craignez pas d'être trop long puisqu'il est question d'éclaircissement sur des bagatelles grossies dont le dépouillement demandera de nombreux détails. Un conseil encore, si vous me le permettez.

Saint-Simon acquiesce avec reconnaissance.

— N'hésitez pas à parler au roi avec franchise et liberté. Dans vos formules de respect, essayez d'ajouter une sorte d'amitié et surtout présentez-vous devant lui avec assiduité pour lui donner la possibilité de choisir le temps de vous parler. A présent, Monsieur le duc, je vous demande le secret le plus absolu, concernant notre conversation, seule votre épouse peut être tenue informée.

Saint-Simon fait une promesse solennelle, profondément conscient de ce qu'il doit au praticien. C'est avec reconnaissance qu'il le quitte.

Ce n'est que le vendredi 3 janvier que Saint-Simon, assistant pour la quatrième fois au « grand couvert » obtient un regard du roi.

Encouragé, il se décide, vers la fin du « fruit » à s'avancer près du fauteuil royal. Il s'incline respectueusement et sur un geste qui l'autorise à parler, il se lance.

— Sire, je supplie Votre Majesté de bien vouloir se souvenir qu'elle m'a fait espérer la grâce de m'entendre.

Le roi se tourne alors vers le duc et, d'un air affable, répond.

— Quand vous voudrez. Je le pourrai bien à cette heure, mais j'ai des affaires et ce serait trop court.

Puis il mange une mandarine, s'essuie délicatement les mains et, se tournant une nouvelle fois, il ajoute :

— Demain matin, si vous voulez.

— Sire, répond Saint-Simon, bouillant d'une joie qu'il contient difficilement, je suis fait pour attendre les moments de grâce que Votre Majesté veut bien m'accorder. Dès demain matin, j'aurai l'honneur et le bonheur de me présenter devant elle.

Le lendemain, le duc vient au lever royal : aussitôt habillé, Louis XIV lui envoie M. de Nyert, premier-valet de chambre en quartier qui l'introduit dans le cabinet du Conseil. Le roi est seul, assis à son bureau. Il autorise le mémorialiste à se justifier. Celui-ci prend tout son temps, ne ménage aucun détail, fait une longue et brillante harangue, jetant çà et là, des traits fulgurants de son esprit pétillant. Le roi écoute, sourit parfois, puis d'un air bon enfant, lui reproche ses petites cabales. Ensuite, il se lève et se dirige vers le cabinet des Perruques, laissant son interlocuteur dans la plus totale satisfaction.

« J'allai tout droit chez Mareschal, écrit Saint-Simon, par un juste tribut, pour lui raconter tout ce qui venait de se passer et que je lui devais uniquement dont il fut ravi et en augura du mieux. Comme rien n'était plus rare qu'une audience du roi à ceux qui n'avaient point de particulier avec lui, celle que je venais d'avoir, et surtout sa longueur, fit plus de bruit que je ne désirais. Je laissai dire et me tins en silence, parce qu'on n'est pas obligé de rendre compte de ses affaires. Mareschal me dit, deux jours après, que le roi m'avait fort loué à lui et avait témoigné toutes sortes de satisfactions de mon audience. »

En dépit de l'aversion que ne cesse de lui témoigner Mme de Maintenon, Saint-Simon — qui ne se gênera pas, par la suite, pour égratigner copieusement l'ex-veuve Scarron — se voit traité par le roi « avec une distinction marquée ».

« Je ne comprends pas, écrit-il, comment j'ai pu échapper aux mauvais offices de cette étrange fée, et à ceux de Nyert, de Blouin et des valets principaux, tous à M. du Maine, et sur lesquels j'étais averti et défendu souvent par M. Mareschal. Je ne puis donc comprendre encore d'où m'est venue, et moins encore comment a pu subsister constamment, la considération même personnelle que le roi m'a toujours montrée depuis l'audience que Mareschal m'en procura. »

Récompense suprême, qui fera taire tous les esprits chagrins, Louis XIV nomme Mme de Saint-Simon dame d'honneur de la future duchesse de Berry.

Il se contente de dire amicalement au duc : « Mais il faut tenir votre langue. »

On peut trouver étrange l'affection spontanée que porte Saint-Simon à Georges Mareschal.

N'ayant qu'une estime très limitée pour tous ceux qui ne possèdent pas un blason intact, Saint-Simon ignore ou méprise ouvertement la roture et la bourgeoisie.

Il a pour réputation de ne considérer en France que la noblesse, dans la noblesse que les ducs, parmi les ducs, que lui-même.

Aussi, écrasant tout le monde de sa morgue dédaigneuse, est-il cordialement détesté à la Cour.

Les sentiments qu'éprouvent l'un pour l'autre deux hommes aussi différents, tant par la naissance que par le mode de vie semblent donc contradictoires.

Peut-être une estime réciproque a-t-elle réussi à abolir une barrière apparemment infranchissable.

Peut-être aussi, le mémorialiste, qui est, sans aucun doute, un merveilleux narrateur et qui serait de nos jours un très grand journaliste, tant échottier que grand-reporter, a-t-il été reconnaissant à Mareschal de lui sauver d'abord la vie avant de lui sauver la face.

Peut-être enfin Saint-Simon a-t-il mérité la morale d'une fable de notre La Fontaine « le lion et le rat » : « On a souvent besoin d'un plus petit que soi. »

CHAPITRE IX

LOUIS XIV MANQUE D'ARGENT

C'est parmi les officiers de la chambre que le roi se sent le plus à son aise et qu'il se confie le plus familièrement. L'amitié ou l'aversion de ces personnages qui vivent constamment dans l'intimité royale a souvent d'incalculables conséquences. Mieux que quiconque ils peuvent rendre de bons ou mauvais services. Ils font penser, note Saint-Simon, à ces puissants affranchis des empereurs romains à qui le Sénat et les grands de l'Empire faisaient leur cour, en ployant sous eux avec bassesse.

A la cour de Louis XIV, il en est de même. Les ministres, même les plus grands ménagent ouvertement ces officiers de « l'intimité », des princes du sang, les bâtards royaux et, bien sûr les plus infimes personnages en usent de même.

Mareschal, s'il est ambitieux pour lui comme pour les membres de sa famille ne s'est jamais départi de cette réputation de franchise qui parfois surprend le roi lui-même.

Lorsque ses fonctions officielles le lui permettent, Mareschal a pris l'habitude de visiter les malades — quelle que soit leur classe sociale — tant à Versailles qu'aux environs.

Un jour de l'année 1704 — un an après sa nomination

au poste de premier-chirurgien — le médecin de Port-Royal-des-Champs vient le trouver.

— Auriez-vous l'extrême obligeance, Monsieur, de bien vouloir vous rendre auprès d'une de nos religieuses. Je crains qu'il ne soit nécessaire de l'amputer. A cheval ou en carrosse, il ne faut guère plus d'une heure pour gagner l'abbaye.

— Soit, répond Mareschal, je m'y rendrai demain.

Reconnaissant, le médecin reprend la route de Chevreuse.

Le lendemain, comme il sort du lever, un docteur de la Cour propose au premier-chirurgien d'assister à une intéressante opération du trépan.

— Je regrette beaucoup, répond Mareschal, mon temps est déjà pris et on m'attend à Port-Royal.

Parmi les courtisans, c'est la stupeur. Les sourires se figent. Déjà on s'éloigne du praticien. Port-Royal ! La haine de Sa Majesté ! mais c'est un crime !

Un confrère, un peu moins veule, s'approche de Mareschal.

— Savez-vous bien ce que vous faites en vous rendant à Port-Royal ? Pour le moins vous risquez de vous faire honteusement chasser.

Le premier-chirurgien demeure calme, serein. La seule concession qu'il fasse est d'accepter d'en parler au roi avant de se rendre à l'abbaye. Il attend que le roi soit de retour de sa messe matinale et se présente au souverain. Surpris de le rencontrer, Louis XIV lui demande ce qui l'amène.

— Sire, répond Mareschal, j'ai promis de me rendre à Port-Royal diagnostiquer s'il faut ou non, couper la jambe d'une religieuse.

A ce nom maudit, le roi se redresse brusquement, ainsi qu'il a l'habitude de le faire lorsque quelque chose lui déplaît. Il réfléchit « le temps de deux ou trois paters », précise Saint-Simon puis demande au praticien les raisons de son engagement.

— Sire, j'ai passé plusieurs années dans l'intimité de

Racine. En sa compagnie, j'ai rencontré les plus ardents jansénistes et de ce fait, je n'ignore nullement les fameuses questions dont cette abbaye est le théâtre.

— Ce n'est pas là ce que vous avez fait de mieux. interrompt aigrement le roi. Continuez, je vous prie.

— Cette fréquentation n'a pas entamé ma foi, proteste Mareschal, non plus que l'ardeur que je porte à soigner mon roi.

— C'est bon ! C'est bon ! poursuivez, vous dis-je.

— Eh ! bien, Sire, c'est qu'en toute honnêteté, il ne s'agit pas pour moi de me rendre dans un cercle dont Votre Majesté réprouve les tendances, mais d'aller simplement au chevet d'un malade qui, à mes yeux, cesse dès qu'il a besoin de mes soins, d'être homme ou femme, bon ou mauvais, catholique ou non.

Alors qu'il meurt d'envie d'opposer une interdiction formelle au premier-chirurgien, le roi se met à réfléchir.

— Soit, je veux bien que vous vous y rendiez, dit-il enfin, mais j'entends que vous y alliez tout à l'heure, pour avoir du temps devant vous. En plus, et ceci je l'exige, je veux que, sous prétexte de curiosité, vous visitiez toute la maison, les religieuses au chœur et partout où vous pourrez les voir. Faites-les parler, examiner attentivement tout de très près et rendez-moi compte dès ce soir.

Nullement consterné d'être brusquement promu au rang d'espion royal, Mareschal espère au contraire faire en sorte que son rapport soit si favorable que le roi finira par se laisser fléchir. Il part immédiatement. Dans l'après-midi, le roi, très impatient, demande plusieurs fois s'il est revenu. Le premier-chirurgien regagne enfin Versailles.

— Sa Majesté vous attend dans son cabinet, lui souffle un gentilhomme.

L'entretien dure plus d'une heure. Mareschal commente ce qu'il a entendu.

— Les religieuses de Port-Royal reconnaissent volontiers qu'elles ont refusé de se soumettre aux condamnations prononcées par le pape contre la doctrine de Jansénius, Sire, mais quoiqu'on ait pu dire, leurs mœurs sont d'une grande austérité. Le premier mot de la Mère supérieure, lorsqu'elle m'accueillit, fut pour me demander des nouvelles de la santé de Votre Majesté. Elle m'a également assuré qu'il n'y avait pas à Port-Royal d'endroit où l'on ne priât pour le roi. Partout, Sire, j'ai admiré la charité, la patience et la pénitence observées par ces sœurs. Jamais je n'ai pénétré dans une maison où le sentiment de piété et de sainteté ne m'ait fait une si profonde impression.

Louis XIV, que le rigorisme de ses confesseurs pousse, dans les dernières années de son règne, à une lutte acharnée contre l'hérésie, écoute ces propos d'un air songeur. Il pousse un soupir et confie à Mareschal :

— Sans doute, ces religieuses de Port-Royal sont-elles des saintes. On les a trop oppressées et c'est par entêtement et par méconnaissance des faits que l'on est allé beaucoup trop loin.

Et le roi, toujours pensif poursuit :

— Le nom de janséniste et de jansénisme est un moyen pratique pour pendre qui on veut. Sur un millier de personnes à qui on le jette, il n'y en a peut-être pas deux qui le méritent. Ne pas croire ce qui plaît à la Cour de Rome, donner son opinion sur le spirituel et même sur le temporel, mener une vie simple, retirée, laborieuse, être par la pensée proche des personnes de cette sorte et c'en est assez pour encourir l'infamante appellation de janséniste. C'est cette étendue de soupçons, probablement mal fondés mais bien commodes et surtout bien utiles à celui qui l'inspire et en tire profit qui est une plaie cruelle à la religion, à la Société, à l'Etat.

Le roi oubliera, quelques années plus tard, son moment de sincérité lorsque, poussé par le père Le Tellier, il fera détruire, jusqu'aux pierres et aux fondements, le domaine de Port-Royal et y fera passer partout la charrue.

⁂

1709, année terrible, année dramatique. De partout affluent d'abominables témoignages, d'atroces récits. L'hiver est si rigoureux que la Seine est prise à Paris. Si le vin gèle dans les caves, il en est de même pour l'eau, à Versailles, sur la table royale « Je n'ai jamais de ma vie, vu une époque aussi triste, écrit le 2 mars, la princesse Palatine. Les gens du peuple meurent de froid comme des mouches. Les moulins se trouvent arrêtés et cela fait mourir beaucoup de gens de faim. » Partout la misère sévit. On voit les laquais du roi aller jusqu'à mendier. « On a pris pour le roi les revenus de dix ans d'avance, écrit Fénelon, et on a point honte de demander avec des menaces d'autres avances nouvelles qui vont au double de celles déjà faites... Il paraît une banqueroute universelle de la Nation. Les Français prisonniers en Hollande y meurent de faim, faute de paiement de la part du roi. Les blessés manquent de bouillon, de linge, de médicaments. Le pain est presque tout d'avoine ; le prêt manque aux soldats, les officiers subalternes souffrent en proportion encore plus. »

Le peuple avait encore en mémoire les difficultés traversées quinze ans auparavant. A cette époque, la longue guerre de la ligue d'Augsbourg avait terriblement épuisé le trésor royal : les finances de la France étaient en mauvais état et Colbert, mort en 1683 n'était hélas plus là pour faire rentrer, grâce à sa tenacité, les deniers qui s'évaporent.

Louis XIV eut recours à divers expédients pour se procurer de l'argent. L'impôt de la « capitation générale » date du 18 janvier 1695 : vingt-deux sortes de contribuables seront désormais imposables, les premiers étant les fils de France, les ministres etc. redevables de deux mille livres. Les princes, les ducs, maréchaux de France, formant la seconde classe sont taxés à mille cinq cent livres. Les maîtres chirurgiens de Paris, inscrits dans la dix-septième classe versent vingt livres par tête. La vingt-deuxième classe (peuple. soldats, garçons-chirurgiens) sont taxés à une livre. Cet impôt sera maintenu jusqu'à la paix de Ryswick.

Mais de telles ressources financières étaient insuffisantes. En mars 1696, le roi décida de faire une nouvelle délivrance de lettres de noblesse. Cinq cents sujets, choisis dans le royaume « parmi ceux qui se seraient le plus distingués par leur mérite, vertus et bonnes qualités « reçoivent ces lettres, à charge de « vivre noblement » et de payer une somme « modérément fixée par le Conseil ».

Voilà, certes, un élément de ressources qui venait grossir le trésor, mais insuffisamment car le fait d'accéder à la noblesse procurait à ses bénéficiaires, entre autres avantages réels, certaines exemptions d'impôts : continuer de la sorte ne manquerait pas de diminuer les revenus futurs. L'avenir devait d'ailleurs quelque peu désabuser ceux qui s'étaient imaginés aristocrates *ad vitam aeternam* : un édit d'août 1715 devait supprimer tous les anoblissements accordés depuis le 1er janvier 1689, « moyennant finance ou autrement ».

Il fallait donc trouver d'autres moyens pour renflouer le Trésor. La duchesse de Roquelaure qui avait été, vers 1693 fille d'honneur de la dauphine avant de passer par le lit royal a une idée. Elle imagine une sorte d'impôt idéal, de rapport certain et de paiement facultatif : c'est ainsi qu'elle fera rentrer dans les caisses de l'Etat une somme que Dangeau, pour sa part, estime à sept millions de livres (environ quatre-vingt-dix millions de nos francs actuels).

— Sire, dit un jour la duchesse, il existe un droit susceptible d'être accordé sans inconvénient à ceux qui voudront l'acheter.

— Dites-moi ce à quoi vous pensez, Madame, répond Louis XIV, charmé de voir tant de zèle.

— Pourquoi Votre Majesté ne créerait-elle pas un office chargé d'enregistrer les armoiries de ceux qui le désirent ?

L'idée de la duchesse séduit tant le roi que celui-ci signe à Versailles, en novembre 1696, un édit « portant création d'une grande maîtrise générale et souveraine, et établissant d'un armorial général à Paris, ou dépôt public des armes et blasons du royaume, et création de plusieurs maîtrises particulières dans les provinces ».

C'est ainsi qu'une « grande maîtrise générale » fut créée en vue de l'enregistrement à l'armorial de tous les blasons du royaume. Bien entendu défense était faite de porter des armoiries sans les consigner au préalable dans les registres du grand maître. Une amende de trois cents livres était imposée aux contrevenants.

Porter des armes n'était plus désormais un privilège essentiellement nobiliaire. Exploitant à fond l'incommensurable vanité humaine, l'édit de Louis XIV précisait : « Les officiers, tant de notre maison et de celles des princes et princesses de notre sang que ceux d'épée, de robe, de finance et des villes ; les ecclésiastiques, les gens du clergé, les bourgeois de nos villes franches et autres qui jouissent, à cause de leurs charges, états et emplois de quelques exemptions, privilèges et droit public, jouiront ainsi du droit d'avoir et de porter des armes, à la charge de les présenter dans les deux mois à partir de la publication du présent édit. »

Bien sûr, il faut payer mais la somme exigée n'est pas très importante : les villes sont taxées à cent livres, les compagnies, les abbayes et les communautés à cinquante, les couvents à vingt-cinq, « chaque personne » à vingt livres.

A Paris, les bureaux d'Adrien Vanier, magistrat chargé de l'exécution de l'édit se remplissent. Celui-ci accepte les armoiries telles qu'on les lui présente ; ses collaborateurs se bornent à rectifier l'énoncé au point de vue héraldique. De nombreux gentilhommes viennent faire enregistrer leurs armes.

Les bourgeois flattés de côtoyer si noble compagnie, se font inscrire ainsi que des hommes de robe, des maîtresrôtisseurs, des cuisiniers, des aubergistes, des marchands-drapiers, des merciers, des épiciers...

On y relève également soixante-huit maîtres chirurgiens de la Communauté de Paris et de la Compagnie des chirurgiens de la Cour.

Quant aux chirurgiens, prévôts de Saint-Côme, ils font enregistrer pour leur communauté les armes suivantes : « d'azur à trois boîtes couvertes d'argent ».

Voulant récompenser le jardinier de génie qui avait conçu Vaux le Vicomte et Versailles, Louis XIV demanda à Le Nôtre, alors que celui-ci revenait de Rome : « Quelles armoiries allez-vous choisir ?

— Sire, répond-il, pourquoi voulez-vous qu'un homme comme moi s'embarrasse d'armoiries. Je les ai déjà : des limaces surmontées d'un trognon de chou.

— Qu'il en soit donc ainsi, reprend le roi, imperturbable.

Dûment enregistrées, les armes de Le Nôtre sont conformes à sa volonté : de sable à trois limaçons d'argent.

⁂

Comme en 1694, des foyers d'insurrection éclatent, en 1709, de-ci de-là dans le royaume — des troupes « répressives » sont expédiées dans les provinces. Affamés, les gens n'hésitent pas à piller des boutiques de boulanger. Faut-il les en blâmer ? Le pain se vend jusqu'à neuf sous la livre (près de six francs le demi-kilo).

Sans doute les spéculateurs peu scrupuleux ont entassé du grain. Des commissions sont chargées d'enquêter. Elles s'empressent de s'emparer du blé trouvé sur tous les marchés du royaume et de le vendre ensuite à un prix fixé par elles-mêmes « au profit du roi, constate Saint-Simon, sans oublier le leur ».

La famine engendre toujours la violence et la haine. Si une communauté religieuse est soupçonnée de posséder quelques réserves alimentaires, elle est immédiatement mise à sac. Pillards professionnels et soldats déserteurs se regroupent. « A Paris, écrit Mme de Maintenon, il n'y a plus de jour de marché sans séditions. » Un peu partout, les gens se rassemblent et crient : « Du pain ». Des pamphlets insultants circulent. Le roi reçoit d'anonymes billets dans lesquels on l'assure qu'il se trouve encore des Ravaillac, ou qui font l'éloge de Brutus.

A l'extérieur, la situation n'est guère plus florissante.

Glanant, ici et là des informations que nul n'ose porter à la connaissance du roi, Mareschal, profondément ému de la détresse environnante décide, encore que ses fonctions le tiennent à l'écart de toute politique, de raconter à son Souverain les agissements pour le moins étrange de ses sbires.

D'un ton calme, posé, se situant en dehors de toute passion partisane, Mareschal explique qu'en réprimant les abus, le roi peut facilement remédier à la disette qui, en plus des guerres, accablent la France.

— Les intendants. explique-t-il en substance, se bornent à limiter les quantités de blé mises en vente. C'est là une politique à courte vue car elle favorise surtout les spéculateurs. De plus, si par suite de l'inéluctable hausse des prix, quelques sacs sont encore disponibles sur les marchés, ils interdisent de les vendre à des prix inférieurs. Devant les hordes pitoyables de malheureux affamés, sans ressource, les commissaires de Votre Majesté ordonnent de serrer les grains. Si d'aventure, un marchand ému de ce triste spectacle, consent à livrer ses produits en dessous du cours officiel, il est lourdement pénalisé.

Le roi ne s'irrite pas de ce discours pour le moins inattendu : « Il paraît même touché, note Saint-Simon, mais il n'en fut pas autre chose. »

De tous côtés, le royaume craque. Les soucis de Louis XIV sont écrasants. Impuissant à conclure la paix, il dépense des sommes gigantesques pour entretenir — bien mal d'ailleurs — ses troupes. Après avoir doublé, triplé la « capitation » il se procure de nouvelles ressources en taxant les denrées de toute espèce au quadruple de leur valeur.

Ces impôts, dont la perception écrasent lourdement un royaume déjà exangue sont néanmoins insuffisants. « L'Etat, dit Fénelon, cette vieille machine délabrée, qui marchait encore de l'ancien branle qu'on lui avait donné, menaçait de se briser au premier choc. »

A bout d'expédients, le contrôleur Desmarets, qui est loin de posséder l'austère économie d'un Colbert, propose d'établir une dîme sur les biens de ses sujets.

Bien qu'il soit habitué à pressurer son peuple et qu'il ait acquis une certaine habitude des impôts les plus énormes, le roi laisse paraître son épouvante devant une telle suggestion. Sa conscience en est à ce point bouleversée, et il tombe dans une telle tristesse que son premier-chirurgien, inquiet, se hasarde à lui en demander la cause, en dépit de l'étiquette qui interdit que l'on questionne le roi.

Louis XIV se contente de répondre qu'il ressent des peines infinies puis il émet de très vagues considérations sur la situation générale.

Quelques jours plus tard, le roi a retrouvé son habituelle sérénité. Il convoque Mareschal.

— Vous m'avez vu fort abattu ces derniers temps. A présent que mon esprit se trouve soulagé, je vais vous expliquer ce qui m'a si vivement peiné ainsi que ce qui a mis fin à mes soucis. L'extrême nécessité des affaires de la France m'a obligé à créer de furieux impôts. L'état dans lequel les finances se trouvaient réduites, m'ont obligé à les augmenter considérablement. Pris de scrupules devant une telle nécessité, réduit à prendre les biens de tout le monde, tourmenté, accablé, ému de compassion, je me suis ouvert au père Le Tellier. Après quelques jours de réflexions, mon confesseur, après avoir consulté plusieurs éminents docteurs de la Sorbonne m'a affirmé que les biens

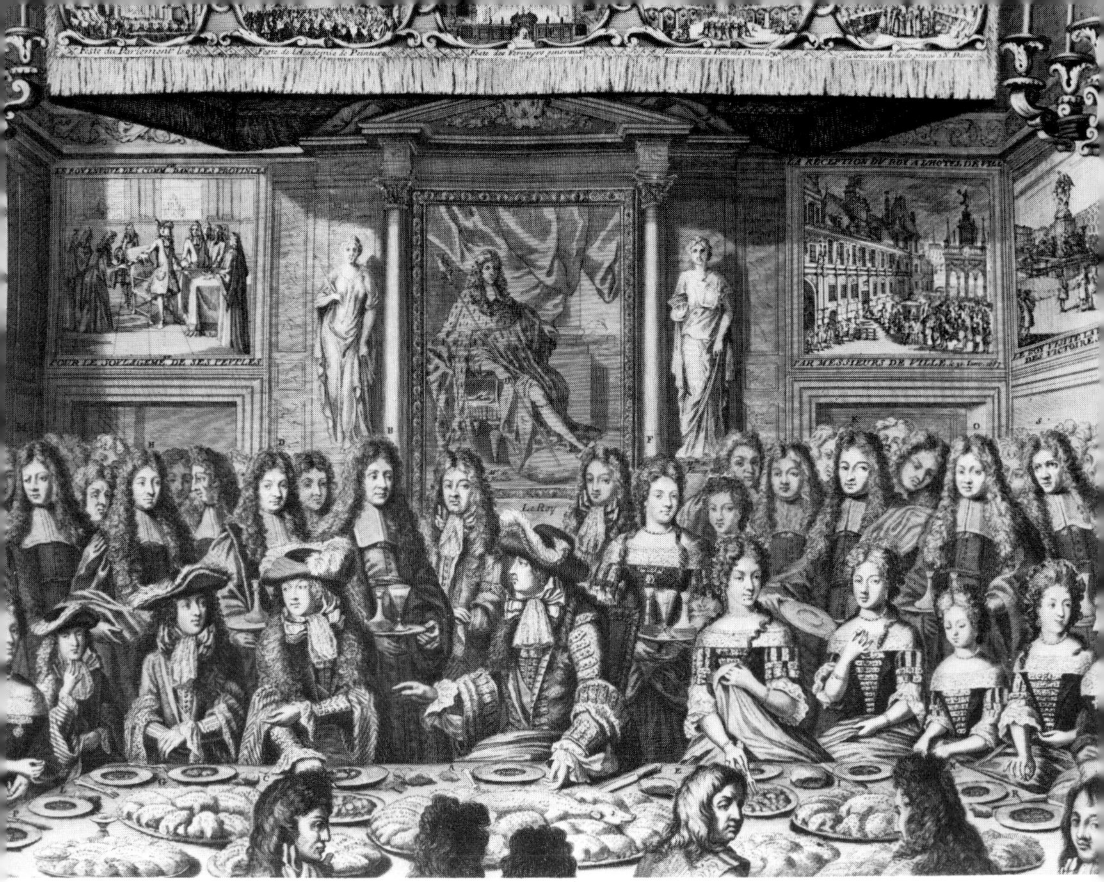

Un repas à Versailles. Au centre Louis XIV. *Monuments Historiques*

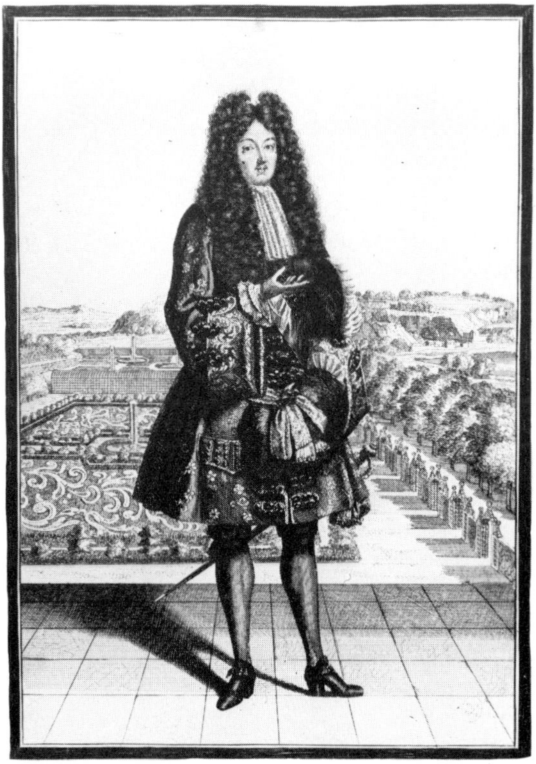

Philippe de France, Duc d'Orléans qui épousa en secondes noces la princesse Palatine. *Musée Carnavalet*.

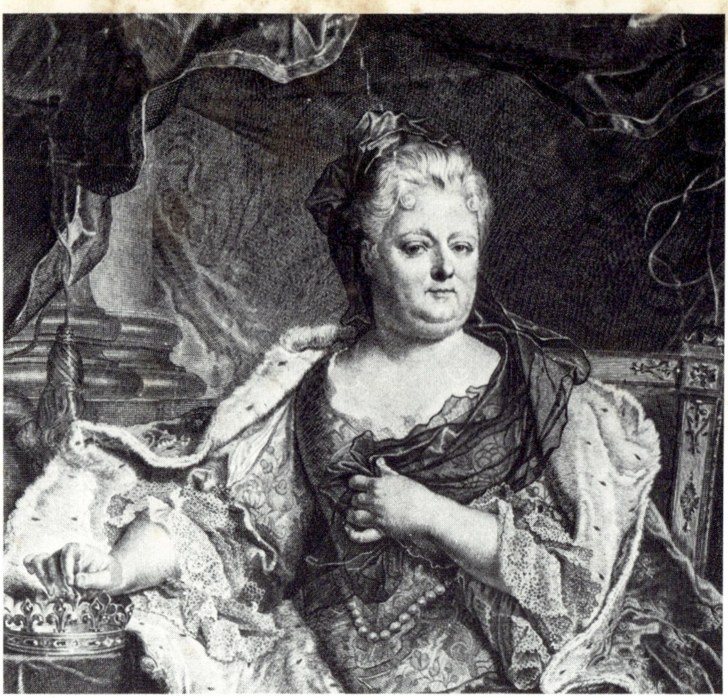

Elisabeth Charlotte de Bavière seconde duchesse d'Orléans, princesse Palatine, mère du Régent. *Bibliothèque Nationale.*

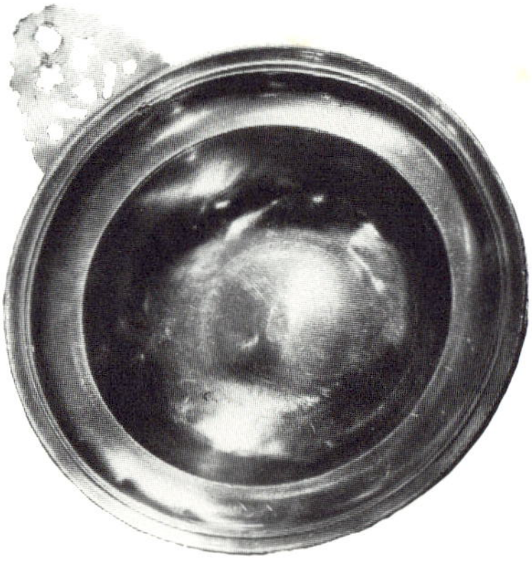

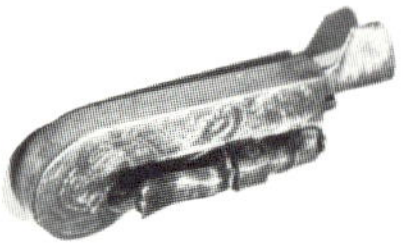

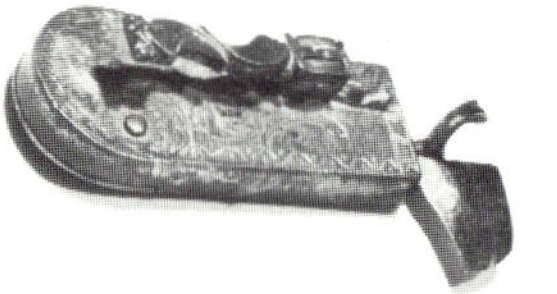

Ci-dessus, à gauche :

Palette à saignée. Poinçon de Maître F. Lausmonier, contrôle de 1740. *Collection Boucaud, antiquaire.*

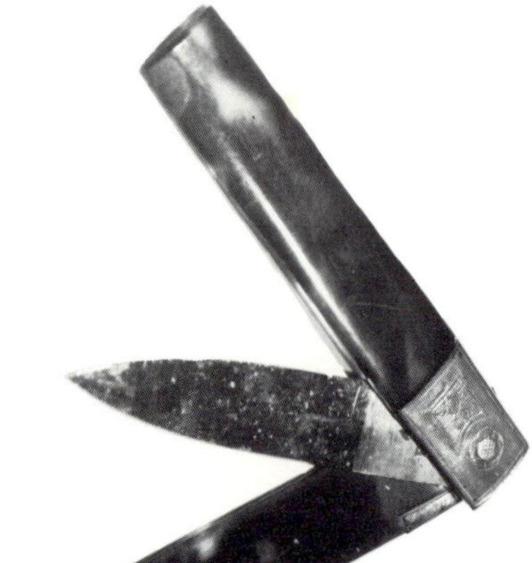

Ci-dessus et ci-contre à droite :
Divers types de lancettes pour saigner les malades. *Musée de l'Histoire de la Médecine.*

de mes sujets étaient à moi, en propre. Que lorsque je les prenais, je ne prenais que ce qui en réalité m'appartenait. Je vous avoue, Mareschal, poursuit le roi, que cette décision m'a libéré, que mes scrupules sont partis et que j'ai retrouvé le calme et la sérénité que j'avais perdus.

Suffoqué, éperdu de ce qu'il vient d'entendre, Mareschal est incapable de proférer le moindre mot. Heureusement pour lui, le roi le quitte après lui avoir fait cette incroyable confidence. Saint-Simon, à qui le premier-chirurgien a rapporté sa conversation se demande « ce qu'est un roi livré à un tel confesseur et qui ne parle qu'à lui et ce que devient un Etat livré en de telles mains ».

Saint-Simon aurait-il, par hasard, oublié que la Compagnie est d'origine espagnole et que de tels moyens peuvent être motivés par d'autres fins, plus sournoises : la ruine totale de la France qui permettait au trône d'Espagne — sous l'étroite surveillance des Jésuites — d'affirmer de nouveau sa toute-puissance.

L'attachement du roi envers les Jésuites paraît si profond que certains personnages de la Cour vont même jusqu'à prétendre que Louis XIV s'est affilié secrètement à la Compagnie de Jésus et, qu'à défaut de l'habit, il porte une espèce de scapulaire, insigne de son initiation.

Lorsque en 1715, Mareschal procédera à l'autopsie, il attestera qu'il n'a trouvé sur lui que les petites reliques dont, à la connnaissance de tout le monde, il avait la poitrine couverte.

*
**

Si les scrupules du roi sont apaisés, grâce à Le Tellier, véritable « Etat dans l'Etat », l'argent fait toujours défaut. Le duc et la duchesse de Gramont ont l'idée d'offrir au roi leur vaisselle d'argent pour la transformer en espèces monnayées. Ils possèdent un service valant environ soixante mille livres.

Le maréchal de Boufflers qui a courageusement défendu Lille pendant deux mois et demi, Mme de Maintenon, le duc de la Rochefoucauld suivent leur exemple.

Louis XIV examine alors le généreux expédient qu'on lui propose.

« Le bruit de la vaisselle a fait un grand tintamarre à la Cour, écrit Saint-Simon. Chacun n'osait pas ne pas offrir la sienne. Chacun y avait un grand regret. Les uns la gardaient pour une dernière ressource dont il les fâchait de se priver ; d'autres craignaient la malpropreté de l'étain et de la terre ; les plus esclaves s'affligeaient d'une imitation ingrate dont tout le gré serait pour l'inventeur. Le lendemain, le roi en parla au Conseil des finances et témoigna pencher fort à recevoir la vaisselle de tout le monde. »

Le 6 juin 1709, Louis XIV décide d'envoyer sa propre vaisselle d'or à la monnaie (on l'a estimé quatre cent cinquante mille livres soit cinq millions huit cent cinquante mille francs d'aujourd'hui !...)

Le premier-chirurgien possède une vaisselle plate assez importante, car, depuis qu'il est à la Cour, il reçoit souvent, en guise d'honoraires, de l'argenterie ou des bijoux. Il envoie à la Monnaie de Paris cent un marc quatre onces d'argent (quarante-six kilogrammes) valant à l'époque trente-quatre livres le marc soit une somme de trois mille quatre cent cinquante et une livre (quarante-quatre mille neuf cents francs).

La liste des donateurs, sur laquelle Saint-Simon ne figure pas — il a simplement converti une partie de sa vaisselle en argent monnayé — contient soixante-seize noms. Le « Mercure Galant » le publie dans son numéro de juillet 1709, précédée d'un « chapeau » : « Les dépenses immenses et indispensables que Sa Majesté est obligée de faire pour soutenir la justice de ses armes, et pour défendre ses sujets, ont porté plusieurs personnes à offrir au roi leur vaisselle d'or et celle d'argent. Sa Majesté a accepté leur offre à des conditions qu'elle s'est elle-même prescrite, et elle a commis pour recevoir cette vaisselle M. de Launay, directeur de la Monnaie des médailles ; voici les noms de ces personnes qui sont aussi zélées pour le service du roi et pour le bien de l'Etat. On ne peut prendre trop de soins pour les faire connaître à la terre. »

On relève notamment sur la liste fournie par M. de Launay les noms de Mme de Maintenon, les ministres Ponchartrain, Chamillart, la Vrillière, Torcy et Voysin, onze princes ou princesses de la maison de France, trois autres princes ou princesses, deux dames de la Cour, huit maréchaux de France, deux cardinaux, un archevêque, trois abbés, six hauts magistrats et vingt-trois officiers de la maison du roi ou des princes, parmi lesquels on remarque le nom de Georges Mareschal, les mémorialistes Dangeau et Sourches, le sculpteur Girardon, l'architecte Gabriel, le premier-médecin Fagon et les premiers-valets de chambre la Vienne et Nyert.

Le total produit ne dépassera pas, en « don ou en conversion » la somme de trois millions. A cette époque la dette publique était montée à près de trois milliards de livres.

Il n'y a pas la moindre relation de cause à effet, mais une simple coïncidence. Deux jours après s'être inscrit chez M. de Launay, le premier-chirurgien tombe malade. Louis XIV, plus par affection que par égoïsme s'émeut en apprenant que Mareschal souffre d'un « cholera morbus ». Il témoigne publiquement de son inquiétude et se fait fréquemment informer de l'évolution de la maladie.

Cette indisposition n'est autre, à la vérité, qu'une colique bilieuse, nullement épidémique, à laquelle, toute sa vie, le chirurgien fut sujet. Toutefois la crise dura peu de temps.

Il fallait, à cette époque être doté d'une solide constitution pour résister non à la maladie, mais aux remèdes délirants qui étaient prescrits le plus sérieusement du monde. Si l'on excepte la saignée, la purge et le lavement, base essentielle de la médecine, les thérapeutiques laissent songeur : pour la jaunisse : de la fiente d'oie macérée dans un verre de vin. La « poudre de sympathie » est fort appréciée. Le bouillon de vipères a, dit-on de merveilleuses vertus fortifiantes. La fiente de paon est souveraine contre l'épilepsie et le sperme de grenouille idéal pour combattre les vomissements. On utilise également le sel de crapaud, de cloporte, de ver de terre, la cendre d'abeilles et l'huile de fourmi. Heureusement, l'utilisation des herbes, ces fameux « remèdes de bonne femme » ont eu l'avantage d'être parfaitement naturels.

Ces préparations, élaborées le plus sérieusement du monde par d'authentiques apothicaires semblent-elles parfaitement répugnantes ? Voici, afin de remettre le cœur en place, la recette d'un philtre d'amour fort apprécié de certains grands personnages de la Cour : « Mélangez le sang d'un enfant nouveau-né avec du sang menstruel et du sperme d'homme. Faire macérer dans cette préparation, trois jours durant, trois poils de ribaude. Mettre quelques gouttes de cette préparation dans un verre de vin que l'on offrira ensuite à celle dont on veut obtenir ferveur et passion. »

CHAPITRE X

CHASSE A LA COUR — LES FILS DU ROI

Comme tous les Bourbons épris de sports violents, Louis XIV se livre avec frénésie à sa passion pour la chasse. A son passe-temps favori, il ne manque pas de convier les princes et les gentilshommes qui sont bien en Cour. Au temps de sa jeunesse, le roi forçait à cheval les cerfs de ses parcs de Versailles, Saint-Germain, Marly ou Fontainebleau.

Depuis 1701, sur les conseils de ses médecins qui l'ont engagé à se ménager, il se contente de monter dans une calèche découverte attelée de quatre chevaux qu'il se réserve de conduire lui-même.

Fréquemment la princesse Palatine l'accompagne. « Le roi a une petite calèche et de tout petits chevaux, écrit-elle à sa demi-sœur, la raugrave Amélie-Elisabeth, mais ils courent si bien qu'on suit toujours les chiens et qu'on ne perd presque jamais la chasse, comme si l'on était à cheval. »

Cette course constitue en elle-même un exercice dangereux. Le frêle véhicule, mal suspendu, ne se fraye un passage au travers des arbres et de la broussaille qu'au prix des cahots les plus imprévus. Louis XIV prend d'ailleurs les mêmes risques que ses veneurs.

Une journée d'août 1704, il évite de justesse d'être renversé. Dans son parc de Marly, le roi poursuit depuis longtemps un cerf. L'animal est presque à bout. Brusquement dans un suprême effort, il s'élance et heurte violemment le cheval de « derrière ». Bien qu'il soit blessé au nez et à la langue, le cheval ne bronche pas, ce qui évite à la légère calèche d'être renversée. Etourdi, le cerf se relève rapidement et se dirige vers le roi afin de passer à côté de la voiture ou peut-être pour sauter par-dessus.

Avec une étonnante présence d'esprit, le souverain lui expédie sur le nez un violent coup de fouet et l'animal trouve les forces nécessaires pour s'enfuir dans les bois. Quelque temps après un autre cerf, en sautant, s'intercale entre lui et la croupe des chevaux d'arrière. L'animal s'empêtre si bien dans les guides que le roi se voit contraint de les abandonner.

Rude chasseur, n'ignorant nullement à quel point ses battues sont mouvementées, le roi se fait toujours suivre d'un chirurgien de service. Les veneurs de sa suite se félicitent de cette précaution car le praticien peut donner des soins immédiats. Toutefois dans les cas graves, il se borne à conduire le blessé au premier-chirurgien.

Le 7 juin 1704, le duc de Berry, petit-fils de Louis XIV courre le loup, en compagnie de son père, le Grand Dauphin.

Il aperçoit le fauve et, afin de pouvoir le mettre en joue, pousse vigoureusement son cheval qui bute alors sur une grosse pierre et tombe lourdement, entraînant le cavalier dans sa chute. Le duc se relève, réprimant avec peine une grimace de douleur. Son bras gauche est totalement ankylosé, le moindre mouvement est un supplice. Le dauphin qui arrive rapidement, fait signe au chirurgien Cancé, qui est alors de quartier, de se prononcer.

« Il me semble que le fils de Monseigneur s'est démis l'épaule. Je ne puis, seul, me risquer à la remettre.

— Soit, admet le dauphin. Çà ! crie-t-il, à la cantonnade, qu'un homme se rende sur-le-champ à Versailles, et prévienne Mareschal qu'il se tienne prêt pour une opération à pratiquer sur la personne du duc de Berry.

Puis il fait monter le blessé dans son carrosse qui regagne Versailles à petits pas.

Ce jour-là, Louis XIV passait l'après-midi chez la duchesse de Bourgogne qu'il affectionnait tout particulièrement. Le célèbre Bontemps, un des premiers-valets de chambre du roi qui a suivi la chasse, regagne immédiatement Versailles après l'accident. Dès son retour, il fait prévenir le roi qu'il est porteur d'une nouvelle qu'il ne peut dire qu'à Sa Majesté.

Le roi, sachant son fils et son petit-fils à la chasse au loup, ne doute pas un instant qu'un accident vient de se produire mais, craignant de troubler la duchesse de Bourgogne, il reste impassible et va tranquillement retrouver Bontemps dans le salon.

Lorsqu'il retourne auprès de la duchesse, il commente simplement : « Le duc de Berry s'est un peu blessé à la chasse, mais ce n'est rien. »

L'accident avait eu lieu à deux lieues de Versailles, non loin du petit village de Jouy mais, le moindre cahot causant au duc d'intolérables souffrances, le carrosse met près de deux heures pour parvenir au château. Le roi et la Cour attendent avec impatience le blessé, dans la galerie qui se trouve au premier étage de l'aile du midi, et sur laquelle s'ouvre son appartement. Mareschal y a installé les appareils nécessaires pour réduire les fractures et les luxations.

Vers cinq heures, le duc de Berry, bien qu'assez pâle, arrive porté sur une chaise. Très maître de lui, il salue tout le monde d'un air gai, affable, ne voulant pas paraître affecté de son accident. Lorsqu'il voit le roi, il essaye, mais en vain, de mettre pied à terre. Une fois dans sa chambre, il s'adresse avec beaucoup de courtoisie aux chirurgiens : « Je vous en prie, Messieurs, ne vous embarrassez point de moi, je me prépare à souffrir de grandes douleurs. » Quant au roi, craignant sans doute une émotion trop vive, il se retire dans le cabinet du duc de Beauvilliers, gouverneur du duc de Berry.

Constatant qu'il n'y a aucune fracture, Mareschal ordonne alors à ses aides de maintenir le prince. Calmement, il réfléchit puis avec une grande sûreté de gestes, il remet l'épaule démise. Pas un cri n'a échappé au duc, à peine âgé de dix-sept ans.

Lorsque le roi est prévenu que l'opération est achevée, il laisse paraître sa surprise de n'avoir entendu aucune plainte. Cette fermeté de caractère ne manque pas d'être louée par tous ceux qui se trouvaient présents et Mme de Beauvilliers félicite chaleureusement l'élève de son mari.

Mareschal bande ensuite l'épaule du jeune homme, le saigne, panse les écorchures de son visage, le laissant ensuite dans le meilleur état où il pouvait se trouver après un tel accident.

Les petits-fils du Roi-Soleil aiment autant la chasse à tir que la chasse à courre. Ils en acceptent résolument les inconvénients et les aléas. En août 1704, le duc de Bourgogne se blesse à la main. Sans son gant, la pierre à fusil lui aurait coupé le tendon.

Deux ans après que son épaule se fut démise, le duc de Berry est de nouveau victime de son passe-temps favori. Au cours des mois de juillet, août et septembre, le prince consacre à la chasse de nombreuses journées. Le gibier est si abondant qu'il tire à lui seul quatre ou cinq cents coups de fusil. Son adresse est d'ailleurs bien récompensée puisqu'il lui arrive de rapporter jusqu'à deux cent cinquante pièces de gibier. Les chocs continuels de la crosse provoqués par le recul de l'arme finissent par causer une irritation de la joue droite qui se met à enfler. Le 2 octobre 1706, la fièvre monte et une saignée paraît indispensable. Quatre jours plus tard, la joue restant tuméfiée, une nouvelle saignée est ordonnée, qui ne donne aucun résultat. Bien au contraire, la joue continue à gonfler.

La souffrance de Berry devient à ce point intolérable

qu'il ne peut plus dormir. Le 10 octobre, les chirurgiens soupçonnent un abcès mais n'osent faire avancer la maturité « de crainte qu'il ne fasse une trop grande escarre ». Le lendemain, la figure ordinairement avenante du jeune duc devient méconnaissable : le roi interdit à la duchesse de Bourgogne d'aller voir son beau-frère. Enceinte de l'enfant qui, dans peu de mois, sera le duc de Bretagne, Louis XIV craint que l'affligeant spectacle qu'offre le malade ne lui cause une impression fâcheuse.

Mareschal pose des cataplasmes sur la joue, afin d'en diminuer l'enflure. Sans résultat. Il est persuadé que seul un coup de bistouri pourra réduire le mal mais l'endroit est délicat. Une trop large incision laissera une cicatrice inesthétique. Redoutant de prendre une aussi grave responsabilité, il demande son avis à Dionis premier-chirurgien de la duchesse de Bourgogne. Les deux praticiens s'accordent à reconnaître l'urgence de l'intervention, après avoir cependant demandé au docteur Fagon d'y assister.

A deux heures de l'après-midi, le duc est confortablement installé dans un fauteuil. Dionis lui maintient fermement la tête. Mareschal plonge sa lancette à l'endroit le plus bas de la tumeur et, mordant hardiment dans les chairs l'ouvre « de la longueur d'une épingle ». Aussitôt, le pus jaillit en quantité suffisante pour remplir une coquille d'œuf.

Stoïque, le duc résiste à la souffrance sans émettre le moindre cri.

— Ce n'est hélas pas terminé, Monseigneur, dit le chirurgien car à présent, il me faut encore sonder la plaie afin de savoir si les os ne sont plus découverts.

Mareschal introduit son doigt dans la plaie et avec le plus de douceur possible, s'assure que le périoste est bien resté attaché aux os de la pommette et de la mâchoire supérieure. La douleur est affreuse. Cramponné aux bras de son fauteuil, le duc de Berry essaye de se soustraire à ces hommes qui le torturent. De petites gouttes de sueur jaillissent sur son front. Impassible, Dionis maintient fermement la tête du patient. Tout s'est passé très vite, il ne reste plus qu'à faire le pansement.

« C'est terminé, Monseigneur. Je vais maintenant introduire dans la plaie une tente molette avec l'emplâtre de mucilage, faire ensuite des injections détersives.

— Il me semble que je me sens déjà mieux, soupire faiblement le duc.

Le soulagement était réel puisque le soir la douleur cuisante qui persistait sans accalmie depuis si longtemps était presque nulle.

Vingt jours plus tard, le 31 octobre, il pouvait se lever et entendre à la chapelle du château, la messe du roi.

Cependant, la fatalité s'acharne sur le malheureux prince. Moins d'un an après, le 23 juin 1707, jour de la Fête-Dieu, il se rend en compagnie d'Adélaïde de Bourgogne, sa belle-sœur, à la Ménagerie pour y allumer les feux de la Saint-Jean. La jeune et pétulante duchesse éprouve pour ce petit château situé alors dans le parc de Versailles, la même attirance que plus tard Marie-Antoinette aura pour Trianon. Les deux jeunes gens s'amusent à faire partir eux-mêmes les fusées préparées par le maître artificier Ruggierri. Maladresse, malchance, acharnement du sort ? en lançant un pétard, le duc de Berry est légèrement brûlé à la joue droite. La joue incisée, précisément. Qu'importe ! Négligeant cette plaie infime, il continue sa vie de grand air et le 2 juillet, décide d'aller courir le loup chez le duc d'Antin, à Petit-Bourg. A son retour, peu de temps après, la joue enfle. Le corps médical s'agite : « Non, Monseigneur, il est impossible que vous partiez pour Rambouillet dans cet état ! Les pires inconvénients pourraient survenir ! » Obstiné le duc néglige ces sages avertissements et passe à la chasse deux jours en compagnie de son oncle, le comte de Toulouse.

Lorsqu'il revient à Versailles, la fluxion s'est transformée en un nouvel abcès. Le 7 juillet, Mareschal fait une première incision dans la bouche et le saigne ensuite. Le mal augmente cependant. Dans la matinée du 12 juillet, le premier-chirurgien tire plusieurs palettes de sang, puis recommence le soir même. Le 14 juillet, Fagon et Mareschal se réunissent, examinent l'abcès, concluent : « Le traitement commencé n'ayant donné aucun résultat positif, il est indispensable d'inciser le duc en dehors de la bouche, à l'emplacement de l'ancienne cicatrice. » La plaie est devenue atroce : boursouflée, distendue. Çà et là apparaissent de petits cratères desquels suinte un pus verdâtre et pestilentiel. Le premier-chirurgien enfonce son bistouri et s'apprête à poursuivre l'incision. Le jeune homme, solidement maintenu hurle de douleur et se débat comme un forcené.

— Monseigneur, gronde doucement Mareschal, il est indispensable d'ouvrir complètement le mal sinon je me verrai dans l'obligation de faire une nouvelle opération. Le duc refuse énergiquement et ordonne qu'on le laisse seul. Au cours d'une nuit entière d'insomnie, il comprend qu'il lui faut se résigner. Le lendemain, il laisse au chirurgien le soin de pratiquer les incisions nécessaires.

Mme de Maintenon juge, avec un manque d'indulgence qui peut surprendre de la part d'une chrétienne aussi accomplie la conduite du petit-fils de son époux.

Le 17 juillet, elle écrit à la princesse des Ursins : « M. le duc de Berry est bien puni du peu de déférence qu'il a eue pour MM. Fagon et Mareschal. Il a eu des abcès à la joue et il a fallu faire des opérations, et je crains fort que la bouche ne demeure un peu de travers. »

En dépit de la prophétie acariâtre de Mme de Maintenon, le duc de Berry se rétablit assez rapidement. Médecins et chirurgiens purent constater avec soulagement qu'aucun os n'avait été « carié ». Le 29 juillet, le jeune homme afin d'éviter à Adélaïde de Bourgogne la fatigue de monter chez lui, descend achever sa convalescence dans l'appartement du Grand Dauphin, son père, qui séjourne alors chez le duc d'Antin, à Petit-Bourg.

Toutefois de nombreux abcès l'incommodèrent jusqu'à sa

mort, le 4 mai 1714. Peut-être un régime diététique eût-il évité ces éruptions chroniques.

Sans être réellement fatale à la famille de France, la chasse semble avoir causé, malgré tout, de nombreux accidents. Cette fois, c'est le futur régent qui en est la victime.

Le 4 novembre 1710, le roi chasse à Marly, accompagné du Grand Dauphin, des princes et du duc d'Orléans.

La Palatine se trouve auprès du roi, dans sa calèche, alors que les duchesses de Bourgogne et de Berry suivent à cheval. Brusquement on apprend que le duc d'Orléans vient de faire une chute. Le lendemain, la Palatine trempe sa plume d'oie et raconte à sa mère : « Nous célébrions la Saint-Hubert. Nous avions déjà pris un cerf et nous en courrions un second, quand je vis un homme s'avancer au galop et tomber avec son cheval. Je crus d'abord que c'était un piqueur ; je voyais bien qu'il était gravement blessé, car il avait de la peine à se relever. Quand on l'eut remis sur pied et que je regardai sa figure, je vis que c'était mon fils. Imaginez mon état ! » En mère attentive, la Palatine fait aussitôt monter son fils dans la calèche et donne l'ordre de toucher au château. Philippe d'Orléans s'était démis l'épaule gauche et cet accident était d'autant plus douloureux qu'il avait été déjà blessé de ce côté. « Sa douleur est si atroce qu'il avait l'air d'un moribond », raconte sa mère.

Mareschal se trouve à Marly. Ce n'est pas là une faveur particulière — être l'invité du roi à Marly est le vœu le plus ardent des courtisans — mais le premier-chirurgien est toujours inscrit sur la liste des officiers devant accompagner Louis XIV dans cette résidence. Les docteurs Fagon et Boudin y figurent également.

Philippe d'Orléans commence par se réjouir de ne pas avoir à se confier au vieux Trancrède qui est toujours son premier-chirurgien. En peu de temps, Mareschal remet adroitement l'épaule démise. La douleur disparaît. Une petite plaie au genou est pansée, le blessé regagne sa chambre et se met au lit. Une petite saignée — bien sûr — achève de le rétablir. Le lendemain, bras en écharpe, le duc assiste au lever de son roi se déclarant prêt à « servir Sa Majesté autant qu'il peut le faire avec un seul bras ». Un mois plus tard, il offre à Mareschal un fort beau diamant, prix de sa reconnaissance.

***

Certains proverbes français ont ceci de merveilleux, qu'ils offrent parfois la particularité de s'annuler. Ainsi : « Tel père tel fils » est en formelle contradiction si l'on énonce : « A père avare fils prodigue. »

Fils unique de Louis XIV, le Grand Dauphin est l'illustration type de ce qui précède, encore qu'il ne s'agisse pas d'établir ici une thèse ou une polémique.

Bien sûr, il n'est pas aisé d'être le fils d'un homme célèbre mais là !...

Louis, Grand Dauphin de France, est né en 1661. Dès son plus jeune âge, il s'est montré lourdaud, bref de taille, aussi peu causant qu'un brochet frit et à peu près aussi inexpressif.

Incisif comme un rasoir, Saint-Simon porte sur lui un jugement éclair. L'enfant royal est, pour lui « absorbé dans sa graisse et dans ses ténèbres ».

Certains êtres sont silencieux parce qu'ils concentrent en eux-mêmes le fruit de profondes réflexions.

Louis de France n'est pas de ceux-là. Il se tait parce que, tout simplement il n'a rien à dire. Lorsque, par un hasard extraordinaire, il jette, à la dérobée, quelques paroles parcimonieuses, les courtisans s'émerveillent et s'empressent de lui trouver « un certain fond de génie ».

Un exercice, pourtant, le passionne : la chasse. Son passe-temps favori : courir le loup. Il en massacre tellement que la louveterie royale s'émeut, obligée qu'elle est de chasser le lapin.

L'enfance de Monseigneur le Dauphin n'eut sans doute

pas manqué d'intéresser psychiatres et psychanalistes. Son comportement d'adolescent et d'adulte peut peut-être trouver quelque explication dans le fait que son gouverneur, M. de Montausier l'a abruti de coups. Toutes les primes années, pendant lesquelles un jeune garçon doit s'épanouir, découvrir l'intérêt de la vie ont été pour Louis un véritable calvaire. Aucun caprice, aucune volonté, aucune opinion ne sont autorisés.

Complexes de claustration, de frustration, d'affectivité ont certainement contribué à refermer à jamais les portes d'un esprit qui aurait peut-être pu s'entrouvrir.

Est-il totalement insensible, ce gros Dauphin qui se plaît à écouter de la musique ?

Il est vrai qu'écouter ne l'oblige pas à parler et lui permet même de s'accorder un petit somme pendant le concert.

A dix-neuf ans, son père lui fait épouser Marie-Christine de Bavière. Est-elle au moins jolie, cette Bavaroise ? Laissons parler Colbert de Croissy, négociateur des traités d'Aix-la-Chapelle et de Nimègue : « Je viens d'assister au repas de la princesse et, l'ayant examinée en plein jour et longtemps, je me vois forcé d'avouer qu'elle a le tour de la bouche et le bas des joues très rouges et quelques taches jaunes sur le haut du visage... »

Un tel portrait semble bien peu engageant, mais il y a plus encore : outre son teint aux couleurs variées, la malheureuse est affligée d'un nez si monstrueux, si gigantesque qu'aucun portraitiste ne se risque à le reproduire fidèlement.

Le Dauphin s'en moque : « Pourvu que ma femme ait de l'esprit et qu'elle soit vertueuse, je serai content quelque laide qu'elle puisse être », déclare-t-il avant de retomber dans son habituel mutisme.

Si le roi, son père s'est montré fort leste dans sa jeunesse il ne tolère pas pour son fils la moindre incartade. Louis ne supporte plus cette chasteté à laquelle il est astreint. Un teint de crapaud, un nez difforme, un physique proprement abominable, qu'importe ? Dans la profondeur obscure des alcôves qui pourra s'en apercevoir. Et le dauphin se montre un époux très épris et même constant. De cette étrange union naîtront trois enfants, Louis, duc de Bourgogne, admirablement doué, celui-ci. Philippe, duc d'Anjou qui deviendra Philippe V d'Espagne et enfin Charles duc de Berry.

L'expérience conjugale a mis le dauphin en verve. Quelques années plus tard, il faudra congédier toutes les filles d'honneur de la dauphine, constamment poursuivies de ses assiduités. Celle-ci, épuisée par l'infernale vie que l'on mène à Versailles meurt en 1690. Elle a tout juste trente ans.

***

Gros, gras, adipeux, le dauphin possède, bien entendu sa maison médicale et chirurgicale. Tous les six mois, il se fait saigner par Pierre Gervais.

15 mars 1711. Gervais essaye de saigner le futur roi de France mais ne réussit qu'au troisième coup de lancette. C'est pour le praticien une cruelle épreuve. Surmontant difficilement son humiliation, il cède la place à Mareschal.

9 avril 1711. Le Grand Dauphin se plaint d'affreuses douleurs de tête. De son château de Meudon, il dépêche un exprès pour raconter ses malaises à son père.

A Versailles, les symptômes décrits par Louis, inquiètent Fagon et Mareschal qui se rendent sur-le-champ à Meudon. Aussitôt arrivés, ils ne peuvent, avec consternation, que diagnostiquer cette maladie si redoutable et si redoutée, la petite vérole.

Un médecin exerçant sous le règne de Louis XV estimant stupidement que c'est à la maladie de s'adapter au traitement et non au traitement de soulager le malade, s'écriera, voyant ses varioleux décliner et mourir plus rapidement lorsqu'on les saigne : « Petite vérole, je saurai bien t'accoutumer à la saignée ! »

A la même époque, Voltaire commente de façon curieuse l'application de ce traitement : « Lorsque le volume de sang augmenté dans les vaisseaux est sur le point de les rompre, que le dépôt est prêt à se former dans le cerveau, et que le corps est rempli de bile et de matières étrangères, dont la fermentation excite dans la machine des ravages mortels, alors la seule raison doit apprendre que la saignée est indispensable ; elle épuisera le sang, elle détendra les vaisseaux, rendra le jeu des ressorts plus simples et plus faciles, débarrassera les glaires de la peau et favorisera l'éruption de la petite vérole. »

Pourquoi diable un philosophe de génie va-t-il se mêler d'avoir une opinion en matière de médecine et faire, dans un domaine bien précis, une apologie de la saignée ?

Peu importe, Fagon n'a pas d'autres idées que Voltaire sur cette maladie mortelle. Il ordonne à Mareschal de tirer à Monseigneur trois palettes de sang.

La saignée a lieu vers six heures de l'après-midi. Aussitôt, la fièvre se développe et augmente.

Entre le 10 et le 12 avril, la maladie suit un cours normal. Le 13, les médecins déclarent que « tout va bien ».

Le 14, le Grand Dauphin, démentant bien malgré lui l'euphorie de la faculté, ne va pas bien du tout. Saint-Simon, présent à Meudon, ce jour-là, décrit les sentiments qui agitent la Cour devant ce que l'on ne peut appeler qu'une agonie.

A la fin de l'après-midi, le teint du dauphin devient blafard. Indiscutablement, il s'agit d'une « petite vérole rentrée ». On lui demande s'il souffre. Faiblement, il répond qu'il se trouve extrêmement mal.

Fagon s'agite, demande une nouvelle saignée. Boudin, premier-médecin du Dauphin, s'y oppose.

— Je le prends sur moi, déclare-t-il d'un ton qui ne supporte aucune réplique.

Fagon a si peu prévu la rapide évolution de la maladie qu'il n'a même pas informé le roi du danger. Louis ne reçoit pas les derniers sacrements. Chaque soir, le curé de Meudon se rend auprès du malade prendre des nouvelles.

Le 14, il trouve, au milieu de l'affolement général toutes les portes grandes ouvertes. Il pénètre dans la chambre du dauphin agonisant. Mareschal est à son chevet. Dès qu'il aperçoit le curé, il prend le moribond dans ses bras et le soutient pendant que le prêtre lui donne l'absolution. Un étrange dialogue s'établit entre Louis et le curé qui lui demande :

— Monseigneur, n'êtes-vous pas bien fâché d'avoir offensé Dieu ?

— Oui, répond le dauphin, d'une voix à peine perceptible.

— Si vous étiez en état de vous confesser, ne le feriez-vous pas ?

— Oui.

A onze heures et demie, au soir du 14 avril 1711, Louis Grand Dauphin de France s'éteint doucement, entre la duchesse de Bourgogne et la princesse de Conti. Son fils aîné, le duc de Bourgogne devient ainsi l'héritier du trône.

Avec la mort de son seul fils légitime, l'ère des chagrins est désormais ouverte pour le vieux monarque. C'est à présent la santé des bâtards préférés, le duc du Maine et le comte de Toulouse, qui lui occasionnent de cruels soucis.

Né des tumultueuses amours du roi et de Mme de Montespan en 1670, le duc du Maine est légitimé en 1673. Mme de Maintenon qui l'a élevé, continue à l'appeler « mon mignon ». Elle partage d'ailleurs l'affection du roi pour ce rejeton illégitime, contrefait, boiteux mais pétillant d'esprit. Le souverain n'en porte pas moins sur lui un jugement situant parfaitement le personnage : « Il a, à la vérité, beaucoup d'esprit et de talents mais il ne sait malheureusement qu'en faire. »

Après les obsèques du Grand Dauphin, le roi, accablé de douleur, est allé se reposer à Marly.

Pendant la soirée du 6 juin, le duc du Maine distrait et amuse le Souverain par ses saillies spirituelles, puis, la veillée terminée, va se coucher. Vers deux heures du matin son valet de chambre entend un bruit étrange. Il s'approche de la chambre du duc, ouvre la porte et trouve son maître sans connaissance. Il râle et une mousse blanchâtre s'échappe de sa bouche.

On envoie en toute hâte chercher Fagon et Mareschal. Le premier-chirurgien arrive presque immédiatement, n'ayant pas pris la peine de se vêtir. Il saigne d'abord le patient, puis lui fait absorber quinze grains d'émétique, six cuillers de vin d'Espagne émétique, des gouttes d'Angleterre. Les remèdes ont un effet salutaire : après de nombreux vomissements, le malade retrouve l'usage de la parole, et, le lendemain, les alarmes de la nuit sont provisoirement calmées.

Fagon se rend chez le duc beaucoup plus tard. D'après Saint-Simon, ce retard s'explique ainsi : « Le premier-médecin, à qui deux heures à peine suffisaient pour s'habiller par degrés, n'y vint qu'au bout de quatre, à cause de sa sueur de toutes les nuits. »

Bien entendu Fagon critique violemment les remèdes prescrits. Il estime que la saignée était inutile ainsi que les émétiques. Les remarques acides de l' « archiâtre » n'impressionnent personne. Seul compte le résultat.

Comme on peut le supposer, les médecins n'ont pas du tout la même opinion sur la cause de cette brutale indisposition.

Pour Fagon, ce n'est rien d'autre qu'une simple indigestion. A la Cour, le bruit court que le duc a mangé des champignons réputés mortels sur le territoire de Marly.

A la vérité, le bâtard royal est sujet à l'épilepsie, tout comme le docteur Fagon. Sans doute a-t-il été victime d'une attaque de « haut-mal ».

Ce n'est qu'à son petit-lever que Louis XIV apprend l'incident de la nuit. Il va aussitôt voir son « fils chéri » qui vient d'appeler son confesseur. Cette nouvelle bouleverse d'autant plus le vieux roi que le duc souffre, à présent, de violents maux d'estomac et de douleurs dans tout le corps. Les malaises persistent pendant quelques jours et, le 11 juin il est totalement rétabli.

Mais il est dit que, cette fois, le séjour à Marly sera marqué sous le signe de la maladie.

Depuis quelque temps déjà, le comte de Toulouse souffre d'une affection de la vessie. Il a suivi son père et son frère dans cette résidence où l'étiquette se fait moins durement sentir.

Deux semaines après l'angoissant malaise du duc du Maine, le voici lui-même à ce point incommodé qu'il ne peut plus monter à cheval. Même une promenade en carrosse lui cause de pénibles douleurs. Sans y regarder de trop près, médecins et chirurgiens supposent qu'il s'agit de la pierre mais préfèrent attendre l'évolution du mal. Ils préfèrent également laisser passer les grandes chaleurs et prescrivent des bains et des rafraîchissements qui soulagent d'ailleurs le malade pendant son séjour à Marly.

Au mois de juillet, le comte de Toulouse se rend avec le roi à Fontainebleau sans qu'il ressente de douleurs trop aiguës. Puis la Cour se déplace. Versailles d'abord, Marly ensuite. Bien que courts, ces déplacements fatiguent le malade qui a une rechute le 10 octobre.

Afin d'être définitivement fixé sur la nature de son mal. il consulte le célèbre lithotomiste Collot qui lui conseille de se faire sonder dès son retour à Versailles.

Le roi regagne le château le 17 octobre. Le comte, qui de nouveau souffre atrocement, se fait transporter dans son appartement situé au rez-de-chaussée, sous la partie de la Galerie des Glaces attenant au Salon de la Guerre.

Louis XIV, inquiet pour la santé d'un fils qu'il aime tendrement, lui envoie Mareschal.

Le premier-chirurgien commence par sonder le comte et s'aperçoit immédiatement de la présence d'un calcul. Sans ambage, il en fait part au malade.

— Seule une opération peut vous sauver, Monseigneur. Encore qu'il n'y ait pas de réelle urgence, je vous suggère d'attendre le départ de Sa Majesté pour Marly qui doit avoir lieu le 2 novembre. Ainsi nous profiterons pleinement de la tranquillité qui règnera au château en l'absence de la Cour.

L'opération a lieu le 7 novembre.

Etrange et merveilleuse nature que celle de ce bâtard royal. A aucun moment il ne perd ni son calme ni son sang-froid. La veille de l'intervention, il dort paisiblement et c'est avec une courtoisie sereine qu'il accueille ceux qui assisteront à son opération : Fagon, Lardy, chirurgien du duc d'Orléans, Dodart et Boudin, médecins du dauphin et de la dauphine, Mareschal qui va l'opérer, assisté de son fils Louis.

Les préparatifs commencent. Autour du malade, des valets munis de flambeaux éclairent le mieux qu'ils peuvent la chambre transformée pour la circonstance en salle d'opération.

Le comte de Toulouse est solidement attaché sur une table. Apercevant sa pendule, il déclare gaiement qu'il pourra surveiller le temps que durera l'opération.

Tout est enfin prêt.

Mareschal incise et retire de la vessie la pierre qui obstruait le canal de l'urètre. L'opération n'a pas excédé cinq minutes. Le docteur Boudin, pris d'une subite émotion, essuie furtivement les larmes qui coulent sur ses joues.

— Vous pleurez, Boudin, lui dit le patient, c'est être trop tendre pour un homme de votre profession.

Pendant tout le temps que Mareschal l'a incisé en pleine chair, le comte n'a laissé échapper aucune plainte, pas le moindre gémissement. A peine le chirurgien a-t-il achevé le premier pansement que Toulouse tend son bras.

— Veuillez, je vous prie, tâter mon pouls.

Le rythme cardiaque est comme à l'ordinaire, régulier et paisible.

Un courrier est dépêché vers Marly ; il informe le roi de l'heureuse et rapide issue de l'opération. Le messager, en plus du billet, emporte également la pierre qui, selon la « Gazette de Hollande » est grosse comme un petit œuf et pèse trois onces (environ quatre-vingt-dix grammes).

Le roi examine avec curiosité le « corps étranger », en commente le volume avec ses courtisans puis le laisse malencontreusement tomber.

Le calcul est d'une si solide composition qu'il ne se brise pas et le roi en fait cadeau à la dauphine.

Les jours suivants, une légère fièvre se manifeste mais Mareschal ne s'en inquiète pas. « C'est, assure-t-il, la marche normale de la maladie. » Consciencieux, cependant, le chirurgien reste auprès du comte de Toulouse jusqu'au 13 novembre puis regagne Marly, où le roi le presse de questions et lui demande si plus aucun risque n'est à envisager.

— Oh ! Sire, répond prudemment Mareschal, je préfère ne pas répondre de façon formelle car un incident inopiné peut toujours survenir dans ces sortes de maux.

Le lendemain, la Cour retourne à Versailles. Louis XIV, donnant ainsi la mesure de l'affection qu'il éprouve pour son fils ordonne que l'on assure au comte de Toulouse la plus parfaite tranquillité.

Tous les courtisans demeurent stupéfaits : pour la première fois c'est l'étiquette qui est bouleversée.

« Il était interdit, écrit Saint-Simon, d'utiliser le passage de la Galerie et du Grand appartement, même aux princes du sang, parce que le comte de Toulouse en aurait eu du bruit et cela dura jusqu'à sa parfaite convalescence. Ce fut une grande incommodité pour le commerce d'une aile à l'autre qui ne peut plus se faire que par les cours.

Aucun incident ne se produit.

Le jour même du retour du roi, le malade demande à Mareschal :

— Quand pourrai-je recommencer à chasser et à monter à cheval ?

— Monseigneur, je suis fort heureux de cette question qui me prouve un état moral parfait mais...

— Vite, Mareschal, répondez : dans quinze jours, dans un mois !

Le chirurgien hoche négativement la tête puis, d'un ton très ferme :

— Pas avant un an !

Le 28 novembre, le comte est autorisé à recevoir quelques visites, et le 29, le passage dans la Galerie des Glaces est rétabli par ordre du roi. Le 10 décembre, la plaie est complètement refermée. Le convalescent, ne voulant pas attendre plus longtemps pour récompenser le chirurgien, lui remet trente mille livres.

Mareschal refuse, objectant que ses fonctions de premier-chirurgien lui interdisent de percevoir cette somme et il faut que Louis XIV lui-même intervienne pour que le praticien accepte ces fabuleux honoraires. (Trois cent quatre-vingt-dix mille francs).

Les assistants ne sont pas non plus oubliés : Louis Mareschal se voit remettre quatre flambeaux d'argent avec les mouchettes, Lardy reçoit trois mille livres, l'aide, deux mille.

Le comte expédie à Fagon un panier de son meilleur vin de Champagne, de Bourgogne et de Languedoc, à Dodart, un riche cabinet à café garni de toutes sortes de pièces enrichies d'or, et à Boudin une tabatière d'or finement ciselée, avec un pot de porcelaine garnie d'or.

CHAPITRE XI

LORSQUE LES GRANDS SONT MALADES

Chaque fois qu'il en a l'occasion, Mareschal va prendre quelque repos dans son château de Bièvre. Bien sûr, le roi est exigeant, et supporte difficilement que l'on puisse vivre à l'écart de Sa Majesté mais il autorise parfois son premier-chirurgien à s'évader.

— Pour surveiller mes terres, Sire, explique Mareschal.

Un messager est alors expédié au village et toute une petite troupe de valets, de cuisiniers, de servantes s'affairent, remplissent les cheminées de bois bien sec, s'il fait froid, fourbissent l'argenterie, cirent les boiseries.

Lorsque la famille Mareschal a franchi le petit pont qui enjambe la Bièvre, tout est en ordre pour accueillir les nouveaux seigneurs.

Ce sont là des jours de calme, de paisible méditation pour tous. Le matin, le chirurgien va visiter quelques malades qui profitent de sa présence. Tous connaissent déjà la bonté, la générosité et la simplicité du praticien. L'après-midi est consacrée à la bonne marche du domaine. L'intendant commente ses comptes, explique ses décisions qui, généralement sont approuvées. C'est ensuite une promenade que Mareschal fait, dans le parc. en compagnie de Marie, son épouse. Le souper est servi vers 6 heures, après quoi le chirurgien s'enferme dans son cabinet. Il continue d'étudier l'art opératoire, annote des livres, réfléchit. Ces moments de solitude, il les savoure avec d'autant plus de plénitude qu'ils sont rares.

C'est dans le silence de ce cabinet qu'il prépare les importantes réformes qu'il a la volonté d'imposer à la Confrérie de Saint-Côme. Il sait parfaitement que les temps évoluent rapidement et qu'il est avant tout, essentiel de précéder l'évolution.

Bien souvent, l'abbé de Monsenault, curé de Bièvre se rend chez son illustre paroissien.

Encore que leurs opinions divergent parfois, notamment sur le jansénisme, les deux hommes s'apprécient mutuellement.

M. de Monsenault est un homme de haute taille, droit. sec, que l'âge n'a que très légèrement voûté. La peau du visage, tendue et couperosée, laisse apparaître la structure des os. Les sourcils, en broussaille dense et inculte, abritent un regard vif et profond. Le nez, busqué comme celui d'un rapace pourrait contribuer à donner à la physionomie générale un ensemble un peu rebutant si les lèvres, sinueuses et sensibles, dont les commissures se relèvent spirituellement, ne venaient tempérer cette figure austère.

La distance n'est pas grande, entre Bièvre et Versailles mais le curé n'a guère eu l'occasion de s'y rendre. Aussi, est-il toujours friand de savoir ce qui se passe à la Cour.

Sans arrière-pensée, connaissant la discrétion de son interlocuteur, Mareschal parle sans gêne, en toute liberté. Il va même un soir après avoir bu quelques verres de vin d'Espagne émettre sur le roi des jugements qu'il se garderait bien de proférer devant qui que ce soit à la Cour, sauf, peut-être devant Saint-Simon en qui il a toute confiance. Confortablement assis, M. de Monsenault, les pieds devant l'âtre contemple rêveusement son vin dont les reflets carminés jouent dans la lueur fantasque des bougies. Cette soirée d'automne 1714 est fraîche et humide.

— Personne en France, ni dans le monde, je pense, ne peut ressembler au roi. Sa volonté est prodigieuse, à aucun moment sa dignité ne fait défaut. Songez au palais de Versailles : pendant trente-cinq ans, il a accepté, sans jamais témoigner de la moindre impatience, de vivre dans les gravats, les échafaudages, risquant à chaque pas de buter dans les échelles, certainement incommodé par le bruit des terrassiers, des plâtriers, des marbriers, mais n'en laissant rien paraître.

— En contrepartie, ajoute Mareschal, le roi n'accepte des autres aucun faux-fuyant, aucune dérobade. Il est impitoyable, totalement insensible aux déficiences physiques. Que les princesses de la Cour soient grosses ou malades, qu'elles relèvent de couche, peu importe : il leur faut être en grand habit, parées, ajustées, la taille bien serrée. Elles doivent en plus danser, veiller, être des fêtes, manger, être gaies et de bonne compagnie, ne jamais paraître incommodées ni de la chaleur ni des frimas.

Tenez, Monsieur le Curé, je me souviens d'un mois de juillet 1711. Le voyage de Sa Majesté à Fontainebleau a bien failli causer la mort de la duchesse de Berry...

A ce nom, le curé de Bièvre redresse la tête. Sur la boiserie du mur, le profit au nez busqué se projette en ombre portée, terriblement aquilin, incisif.

Il faut dire que dans cette Cour où les mœurs sont déjà assez ignobles, la duchesse de Berry possède une réputation fâcheuse qui laisse supposer tout ce que l'on peut imaginer sur son comportement sexuel. L'esprit très large, elle commence par ouvrir simultanément son cœur et son corps à son mari et... à son père. Une très riche nature, d'un touchant éclectisme, pas plus complexée qu'un écu dévalué.

— Je sais, Monsieur le Curé, je sais, mais mon rôle n'est pas de juger les âmes mais de soigner les corps, s'empresse de dire Mareschal, qui a senti passer un violent courant de désapprobation. A ce moment, la duchesse se contentait de faire scandale par sa gloutonnerie et ses nombreuses indigestions : déjà, à l'âge de seize ans elle était énorme et malgré les coups de lancette qu'elle subissait pour avoir le visage moins rouge, elle était vraiment disgracieuse.

Mais, poursuit Mareschal, pour vous expliquer à quel point le roi est impitoyable, tant pour lui que pour les autres, au cours de ce déplacement de la Cour à Fontainebleau, la duchesse de Berry était alors enceinte de six mois et elle avait déjà éprouvé plusieurs accès de fièvre. Redoutant une fausse couche, son mari, sa mère, la duchesse d'Orléans, sa grand-mère, cette étonnante princesse Palatine dont je vous ai déjà parlé, Mme de Maintenon, la dauphine et même le docteur Fagon supplient Sa Majesté de différer son voyage ou, tout au moins d'autoriser sa petite-fille à ne pas l'accompagner.

— Sans doute allez-vous me dire que le roi n'y a point consenti interrompt le curé.

— Il a seulement autorisé la duchesse à gagner Fontainebleau en voyageant sur la Seine, entre Paris et Valvins. Par une extraordinaire malchance, le bateau heurta une des arches du pont de Meulan et faillit sombrer. Enfin, la duchesse arriva à Fontainebleau vers deux heures du matin. Il régnait alors, je m'en souviens fort bien, une chaleur accablante. Même la nuit ne pouvait raffraîchir les ardeurs que le soleil avait dispensées dans la journée. Nous étions comme dans une tourtière ayant le feu dessous, dessus et à côté ! Bien entendu, la jeune duchesse ne résista pas à ces incommodités et, dans la nuit du 20 au 21 juillet, elle ressentit les douleurs caractéristiques. Mon confrère Clément, accoucheur ordinaire des princesses n'avait pas quitté Versailles. Je fus donc appelé par le duc de Berry mais ne pus malheureusement mettre au monde qu'une fille morte en naissant.

Le curé, plus soucieux, lui, des âmes que des corps, demande à Mareschal si toutes les dispositions ont été prises pour baptiser l'enfant.

— La sage-femme qui m'assistait, m'a affirmé qu'elle avait perçu une infime respiration du bébé. Dans ce cas-là, je n'avais ni le choix ni le temps. Le premier-aumônier du roi dormait encore et, je me suis substitué à lui. Pour la première fois de ma vie, et, j'espère, la dernière, j'ai moi-même baptisé une princesse de France.

— Le roi a-t-il éprouvé quelque remord devant cet accident, dont il était, en quelque sorte, directement responsable ?

— Sa Majesté a appris la nouvelle sans marquer la moindre trace d'émotion. Le duc de Saint-Simon, que j'ai rencontré ce jour-là, m'a même fait un commentaire de son cru en me confiant : « Le roi a été obéi, cela a suffi pour le consoler à l'instant même ! »

— Ce séjour à Fontainebleau, enchaîne Mareschal, bien lancé dans ses souvenirs, et sentant que son hôte est extrêmement heureux d'écouter un homme qui approche de si près le roi, fut d'ailleurs fertile en événements de toutes sortes.

Vous n'ignorez pas, Monsieur le Curé, que la chasse est avec le jeu une des principales distractions de la Cour.

— Je sais, je sais, répond l'abbé de Monsenault. J'admets fort bien la chasse, qui est une noble occupation mais le jeu ! Il y a bien des années, j'avais eu l'occasion de rencontrer l'abbé Hébert alors curé de Versailles, avant qu'il ne soit nommé évêque d'Agen et qui m'avait fait état de la licence effrénée qui régnait à la Cour où la fidélité conjugale était considérée comme vertu roturière. Il ne manquait pas de s'indigner et de constater que, sur un simple coup de dé, ou sur le hasard d'une carte, on pouvait gagner ou perdre des sommes considérables. Il m'avait assuré avoir vu certains personnages perdre presque tous leurs biens, ruiner leur maison, mettre, à défaut d'argent, leurs terres en jeu.

— Vous pourriez même ajouter que quelques-uns, possédant une très médiocre fortune, sont, en très peu de temps, devenus puissamment riches. Mais, pour revenir à la chasse, la violence même de sa pratique entraîne fréquemment de nombreux accidents. Peu de temps après le triste accouchement de la duchesse de Berry, le marquis de Maillebois, neveu de M. Colbert et fils de M. Desmaretz, notre contrôleur général, fut victime d'un de ces accidents. C'était le 19 août. En courant le cerf, le marquis fut culbuté par l'animal et reçut, sous l'omoplate, un furieux coup d'andouiller. Tout le monde craignait que la blessure ne fut mortelle mais, après l'avoir rapidement sondée puis incisée, je l'assurai qu'il aurait à souffrir longtemps mais qu'il n'y avait pas le moindre risque. Oh ! ajoute Mareschal, je passerai la nuit entière, s'il me fallait vous conter tous les soins que j'ai dû donner à la suite de battues au sanglier, de chasse à courre ou au loup ! Le plus affligeant fut, je crois le déplorable accident survenu au duc de Bourbon, arrière petit-fils du Grand Condé. Celui-ci chassait, en compagnie du duc de Bourgogne, hélas trop vite disparu et de son frère. La Cour était alors à Marly. Au cours d'une battue, le duc de Berry se mit imprudemment à tirer du côté du duc de Bourbon, dont il n'était séparé que par un étang gelé. C'était en janvier 1712 et le froid, je m'en souviens était très rigoureux. Par un hasard affreux, la balle se mit à ricocher sur la glace et frappa M. de Bourbon dans l'œil droit. Le marquis d'O revint en toute hâte à Marly, pour porter la triste nouvelle au roi. Sa Majesté me fit immédiatement donner l'ordre de me rendre sur place mais il me fut impossible d'émettre une opinion sur la blessure car je n'arrivais pas à déceler l'entrée du plomb, et il m'était impossible d'ouvrir la plaie. Je me contentai donc de panser M. le duc puis de le saigner deux fois par précaution. Il me semblait plus raisonnable de faire venir en consultation un oculiste et j'envoyai un exprès priant l'oculiste Charles Saint-Yves, de se rendre au chevet du blessé.

— J'ai très bien connu ce praticien, dit en souriant malicieusement le curé de Bièvre, alors qu'il était frère de la

Mission et remplissait au couvent de Saint-Lazare, les fonctions d'apothicaire. Il s'est mis à étudier avec passion l'étude des maladies des yeux et obtint de tels succès qu'il a abandonné la « barbe en pointe et le petit collet » pour exercer en ville.

— C'est un changement de vocation, Monsieur le Curé, je ne sais s'il était un bon religieux mais je puis vous affirmer qu'il est, à l'heure actuelle un des meilleurs oculistes que je connaisse. M. Saint-Yves examina la plaie, refusa de se prononcer avant vingt jours et s'opposa de la façon la plus formelle à ce que le duc soit transporté à Versailles, ainsi qu'on avait envie de le faire. Hélas, il n'y avait rien à faire, le parti le plus sage était de laisser agir la nature. Le duc de Bourbon, a bien guéri mais il est resté borgne.

La causerie continue. De temps en temps, un valet vient changer les bougies, remettre quelques bûches dans la cheminée. Le curé de Bièvre et le chirurgien du roi ne semblent guère pressés de se quitter. Les petits verres de vin d'Espagne se succèdent, entretenant une chaude et sympathique intimité. D'une poche de sa soutane, M. de Monsenault tire une tabatière, d'un ouvrage exquis de délicatesse, l'ouvre, aspire une longue prise et s'essuie le nez avec un grand mouchoir rouge.

— Chaque fois que je me livre à mon péché, je pense à vous puisque vous avez eu la bonté de me faire présent de cette tabatière, dit le prêtre en refermant doucement le couvercle de la boîte.

— Je l'ai moi-même reçue en cadeau d'un homme pour qui j'éprouve la plus vive et la plus grande admiration, répond Mareschal, mais comme le tabac ne m'a jamais tenté et que je vous en sais un fervent adepte, il m'a semblé que vous en feriez meilleur usage que moi. Si vous n'êtes pas trop accablé de sommeil, je serais extrêmement heureux de vous en conter l'histoire.

— Je n'ai pas le moins du monde sommeil, répond le prêtre et, de plus, je dors peu, n'ayez donc pas de scrupule.

Vos récits, au contraire viennent rompre la monotonie de mon existence. Si l'on excepte la ténébreuse affaire des bijoux, il ne se passe jamais rien à Bièvre.

— Soit, répond Mareschal, je vais donc vous la dire. Vous le savez, M. de Fénelon archevêque de Cambrai s'est depuis longtemps attiré la disgrâce du roi. Il y a près de vingt ans, il avait osé écrire à Sa Majesté une lettre dans laquelle il flétrissait ouvertement sa politique. Le duc de Bourgogne, dont il avait été le précepteur la savait par cœur. Bien que je n'aie pas eu moi-même l'honneur de la lire, je sais simplement que le prélat reprochait à Louis XIV de gouverner un royaume reposant sur les ruines de toutes les conditions de l'Etat. Il s'indignait que les peuples meurent de faim, que la culture des terres soit presque abandonnée. Pour lui, la France entière n'était qu'un grand hôpital désolé et sans provisions. Voilà pour l'essentiel. Est-il besoin de vous dire, monsieur le curé, que le roi n'a pas du tout apprécié cette prose et qu'il exila Fénelon dans son archevêché avec interdiction formelle au jeune prince d'avoir aucune relation avec son précepteur.

C'est par le marquis de Fénelon, petit-neveu du prélat que j'ai connu l'attitude héroïque de son oncle :

A la suite des désastreuses campagnes de Flandre, les blessés étaient légion. Appliquant à la lettre les principes de Notre-Seigneur, l'archevêque se mit à soigner les malheureux qui s'entassaient dans les hôpitaux de Cambrai, conservant chez lui les officiers jusqu'à leur complet rétablissement, suppléant par sa bourse à l'insuffisance des ressources de chacun. De nombreux officiers, revenus à Versailles m'ont confirmé ces faits et c'est avec joie que j'eus l'occasion, l'an dernier de soigner le neveu de M. de Fénelon, dont le courage m'avait vivement séduit.

Le jeune marquis de Fénelon eut la malchance d'avoir la jambe cassée en 1711, au combat d'Hordain, près de Bouchain. Il avait, à vingt-trois ans, le grade de colonel du régiment de Bigorre.

Il fut transporté chez son grand-oncle, qui l'aimait comme un fils et reçut, à l'archevêché de Cambrai tous les soins que vous pouvez supposer. Il partit ensuite se soigner aux eaux de Bourbonne mais sans résultat et, l'an dernier, en 1713, il fut tellement incommodé de ses blessures qu'il alla trouver mon vieux confrère Tribouleau, ancien chirurgien-major des gardes françaises. Trop âgé pour opérer, Tribouleau confia ce soin à un de mes neveux, Martin Guérin, en se réservant de suivre attentivement l'intervention. Martin ne commit, je crois aucune erreur mais il vint un soir me trouver à Versailles et me demanda d'aller voir son malade dont l'état empirait.

Tribouleau n'avait sans doute pas réalisé l'ampleur du mal en se bornant à conseiller une simple ouverture de la plaie. Il fallait agir en profondeur, et vite. Je fus dans l'obligation de faire une longue et cruelle opération. La chance fut pour moi, car deux mois plus tard le jeune colonel était pratiquement guéri et, pour me manifester sa reconnaissance, il m'offrit cette tabatière.

— Mais, questionne le curé, n'avez-vous pas vous-même participé à cette campagne des Flandres ? Il me semble avoir entendu dire que vous y avez fait un voyage.

— Vous confondez, Monsieur le Curé, et si je fus expédié sur le front c'était à une autre occasion :

En 1709, cette atroce année de la détresse, de la misère et de la famine, Sa Majesté ayant repoussé les conditions humiliantes de ses ennemis, ceux-ci, conduits par le duc de Marlborough menacèrent la frontière du Nord à la tête d'une armée forte et bien entraînée. Ils s'emparèrent de Tournay, puis investirent Mons. Le maréchal de Villars, général en chef de notre armée décida alors de se porter au secours de cette place. Parti de Valenciennes, il rencontra les alliés le 11 septembre près du hameau de Malpaquet et, malgré l'infériorité numérique de ses troupes, leur livra bataille. Au moment précis où les Français se croyaient victorieux, le maréchal, chargeant à la tête de l'aile gauche, reçut une balle qui lui fracassa le genou. On le descendit de cheval. Sentant la balle qui faisait saillie sous son jarret, il la fit extraire par un chirurgien de sa suite et exigea d'être porté en chaise à la tête des troupes. Malheureusement la douleur terrasse aussi les plus illustres héros et le maréchal perdit connaissance.

Le maréchal fut transporté au Quesnoy. Sa plaie fut estimée très grave par son chirurgien. Chaque jour, je recevais un récit détaillé de ce qui se passait au Quesnoy. Les courriers ne m'apportaient que d'atroces récits. Il n'était question que d'amputations de cuisses, de bras, de jambes. Quant au maréchal, d'après ce que je pouvais savoir, rien ne paraissait alarmant.

Le 21 septembre, Mme de Maintenon reçut de Mme de Villars, qui avait rejoint son époux dans le Nord, une lettre inquiétante. On n'envisageait pas moins d'amputer le maréchal qui, en outre souffrait de diarrhée et de fièvre.

Le roi connaissait la valeur militaire du maréchal. La veille du jour ou Mme de Maintenon avait appris les nouvelles alarmantes, Sa Majesté avait fait le duc de Villars pair de France. Il laissa passer quelques jours, suggérant entre-temps, qu'on expédiât le maréchal à Versailles. Le déplacement fut jugé rigoureusement impossible.

Le 26 septembre, je suivis la Cour à Marly. Les nouvelles étaient de plus en plus mauvaises. La jambe commençait à enfler. Le roi me prit à part et me demanda de me rendre au Quesnoy. Je connus, ce jour-là, Monsieur le Curé, un cruel embarras. Je craignais que mon art fut impuissant à sauver le général en chef. Le roi insista, m'affirmant que j'étais le seul qui puisse tenter quelque chose, et, qu'en moi seul, il avait toute confiance. Ce jour-là, Sa Majesté était désemparée, faible comme un enfant. C'est la première fois de ma vie que j'ai réalisé que, derrière le Roi-Soleil se cachait un homme qui savait aimer et souffrir. J'ai senti que, derrière cette façade faite de morgue, et d'omnipotence, un cœur battait. Après un temps de

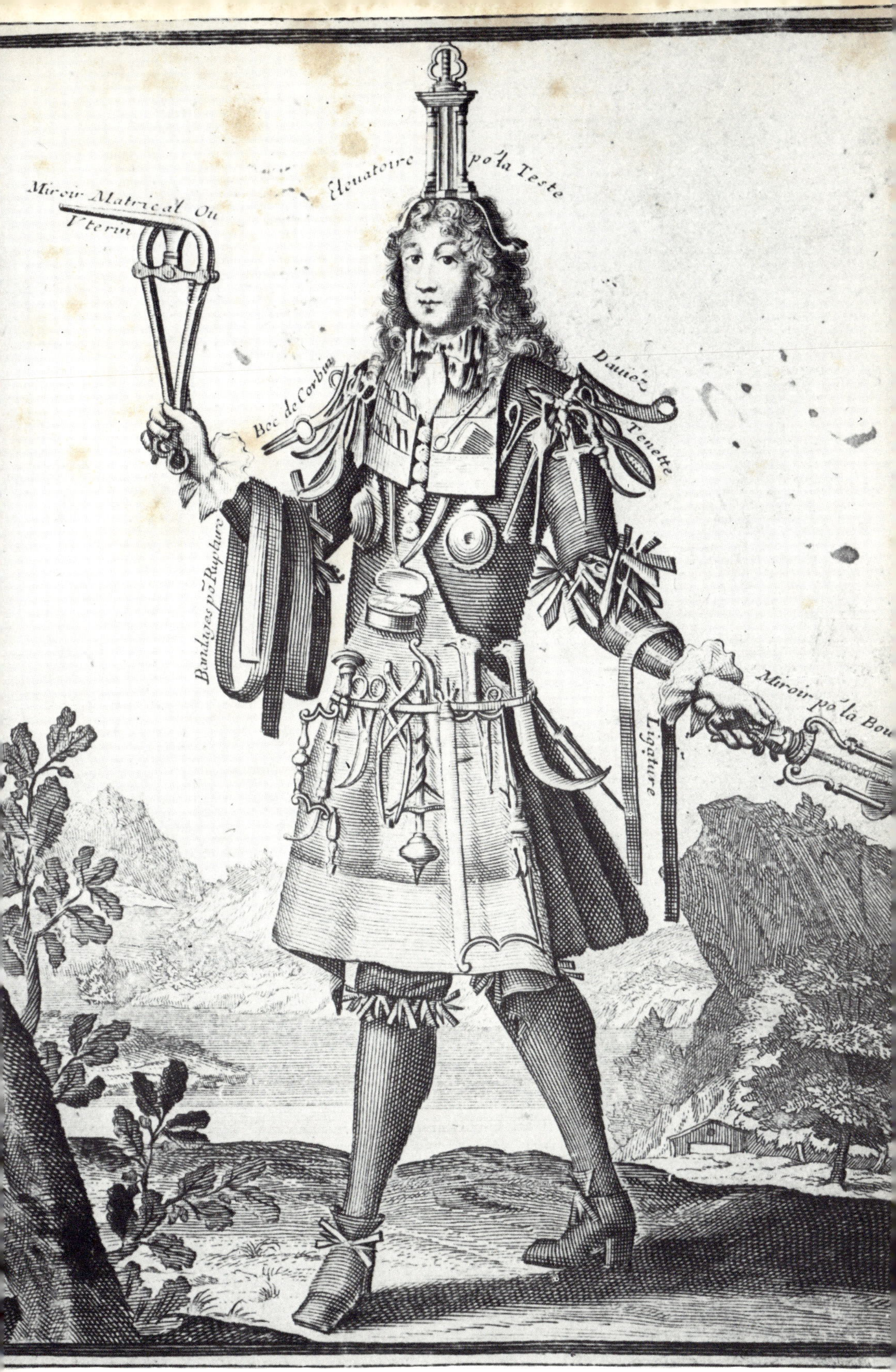

Gravure humoristique représentant l'habit de chirurgien, composé de tous les instruments en usage à l'époque. *Musée Carnavalet*.

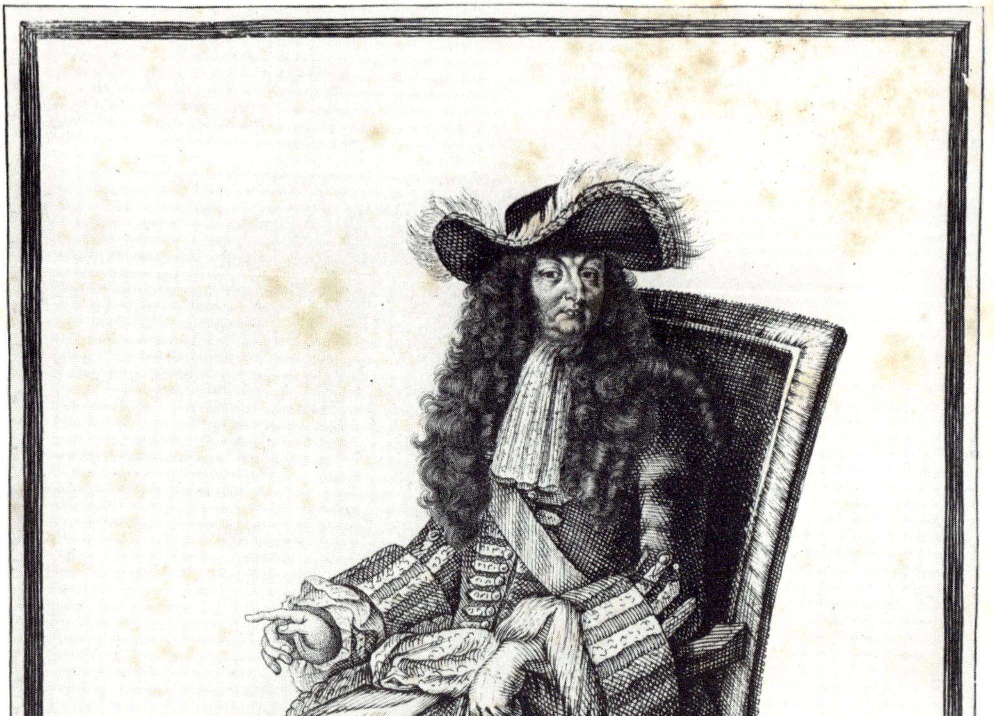

Louis XIV vers 1697. *Bibliothèque Nationale*.

réflexion, je donnai ma parole au roi qui, en m'embrassant, m'assura qu'il considérait désormais comme certaine la guérison de ce grand capitaine que le ciel destinait à rassurer la France en danger.

Très tôt, dans la matinée du 28, je partis en chaise de poste, brûlant les étapes, essayant, du mieux que je le pouvais d'arriver au plus vite mais, cinquante lieux me séparaient du Quesnoy et je ne pus être auprès du maréchal que le lendemain.

Ce fut un homme abattu, désemparé que je trouvai. La fièvre l'agitait, la blessure suppurait, en un mot, le maréchal, sans chercher à plus combattre se préparait à la mort. Il demanda même à communier en public, outré qu'on lui proposât de lui apporter l'hostie en secret. Il refusa tout net, déclarant que « puisque l'armée n'avait pu voir mourir Villars en brave, elle le verrait mourir en bon chrétien ».

Ce n'est qu'après sa guérison, ajoute Mareschal, que j'appris avec stupeur la vraie raison du renoncement de ce glorieux guerrier. Cinq ans auparavant, une prophétesse lui avait déclaré qu'il atteindrait aux plus hautes dignités, qu'il serait fait maréchal de France mais, qu'en 1709, il perdrait une bataille, serait blessé et ne survivrait pas. Cette étrange prédiction le poursuivait et rien ne pouvait l'en faire démordre.

Cependant, ayant examiné la blessure, je vis immédiatement que l'amputation était parfaitement inutile. L'os n'était pas entièrement percé, encore qu'il s'en fallut de peu. Je sondai la plaie et pus retracer le chemin que la balle avait fait. Quelques menues doses d'opium calmèrent bien vite la douleur, le sommeil revint et cinq ou six jours après, la fièvre diminuait.

J'ai voulu obliger le maréchal, peu après, à se livrer à des exercices d'élongation, pour rétablir l'équilibre des deux membres mais il me déclara tout net qu'il ne voulait plus danser et préférait rester boiteux plutôt que de continuer à endurer de telles souffrances.

La guérison suivit normalement son cours et je pris congé du duc de Villars le 8 octobre au matin. Le 9, je pus assurer au roi que le maréchal était hors de danger, me risquant même à affirmer qu'il ne serait pas même boiteux, ainsi que je l'avais craint. Ce rétablissement qui fut malgré tout très long, a permis au maréchal de prendre sa revanche et de remporter en 1712, la victoire de Denain. Le roi pouvait ainsi terminer honorablement, grâce au traité d'Utrecht, la guerre de succession d'Espagne. Ainsi que l'a dit l'abbé de Polignac : « Nous prenions la figure que les Hollandais avaient à Gertruydemberg, et ils prenaient la nôtre. La victoire était complète. »

Savez-vous que ce voyage, outre le fait que j'ai eu le bonheur de guérir le maréchal de Villars, n'a pas été stérile ? J'ai profité de mon passage dans les Flandres pour inspecter les hôpitaux militaires. J'ai pu, par moi-même, me rendre compte des abus qui s'y commettaient. Les malheureux soldats s'entassaient pêle-mêle dans des salles sordides, puantes, privés de nourriture, d'eau parfois, manquant de médicaments. J'ai fait un rapport au roi dans lequel j'ai pu lui affirmer que, faute de soins, des blessés sont morts alors qu'ils auraient pu aisément guérir.

Les deux hommes sont, à présent, rêveurs. Il est tard. Le clocher de l'église de Bièvre vient de sonner onze fois.

— Jasmin va vous raccompagner, avec un flambeau, Monsieur le Curé.

Le prêtre déplie sa longue carcasse et pose une dernière question.

— Qu'allez-vous faire, pendant votre séjour au village, cher Monsieur Mareschal ?

— Travailler à restaurer la chirurgie et essayer de créer des écoles pratiques. Depuis longtemps, déjà, je suis certain que la prééminence de la faculté de médecine doit cesser et que les chirurgiens n'ont pas à céder le pas sur les médecins. Soyez sans crainte, j'y parviendrai...

***

Mareschal, resté seul, songe à nouveau aux grands personnages qu'il a eu l'occasion de soigner. Ils ont été nombreux et il a toujours essayé de les soulager par son art ou par de bonnes paroles et de pieux mensonges lorsque les cas étaient désespérés.

Le souvenir de Bossuet s'impose à son esprit et il pense avec amertume qu'il n'a pu lui être d'un grand secours. Qui aurait pensé que cette personnalité remarquable ne puisse trouver dans sa foi le courage suffisant pour subir une opération ?

Le froid se fait cruellement sentir depuis la fin du mois de janvier 1700. Versailles est revêtue d'un manteau blanc. Les grilles du palais elles-mêmes se dressent immaculées vers le ciel blafard. Seul le château de brique, bâti par Louis XIII, apporte une note colorée dans le décor uniforme et figé. Non loin de là, place Dauphine (actuellement place Hoche) un homme souffre : c'est Mgr Bossuet qui, depuis quatre ans, est atteint d'une affection de la vessie. Aussi désinvolte avec sa santé, qu'impitoyable pour son style, le prélat a négligé de se soigner. Il se contente de porter à la ceinture un urénal pour éviter que ses malaises ne se remarquent.

Le 10 février, les douleurs augmentent et il se sent réellement malade.

— Puisque je réside à Versailles en ce moment, dit en réprimant difficilement une grimace de douleur l'évêque de Meaux à son secrétaire, l'abbé Ledieu, voyez si quelque médecin ne saurait me soulager.

L'abbé se précipite au château et le roi, prévenu de cette indisposition, lui adresse le docteur Fagon, ainsi que Dodart père, médecin de la princesse de Conti et Dionis premier-chirurgien de la duchesse de Bourgogne.

Après une grave consultation et sans tirer de conclusions, les praticiens prescrivent un certain nombre de leurs habituels remèdes qui, par chance ou par hasard agissent de façon satisfaisante.

L'évêque peut alors regagner son domicile parisien de la place des Victoires. Un an plus tard, il ressent des douleurs encore plus vives que les précédentes.

— Monseigneur, lui dit l'anatomiste du Vernay, professeur au Jardin Royal des Plantes — qui s'est rendu au chevet du malade — dans ces sortes de maladies, il est parfois préférable de laisser agir la nature. Toutefois, je me permettrais de conseiller à Votre Grandeur d'effectuer en litière ses voyages de Paris à Versailles, de cette façon, les durs cahots des carrosses seront évités.

La santé du prélat semble s'accommoder de cette sorte de conseil. Pendant une année, tout paraît se passer normalement. Le 15 février 1703, Bossuet éprouve pour la première fois une rétention d'urine. Le docteur Dodart avoue son impuissance à le soulager et suggère de faire appel à un confrère. Le choix de Dodart s'est porté sur M. de Tournefort qui est non seulement un célèbre botaniste mais encore un des médecins les plus savants de Paris. Ce dernier examine Bossuet le 22 février. Sa conviction est faite mais il préfère ne pas être seul à partager le redoutable diagnostic qu'il pressent.

— Pensez-vous, docteur que je pourrai prochainement me rendre à Meaux, demande l'évêque, constatant que Tournefort a réservé son opinion.

— Avant toute décision trop hâtive, Monseigneur, je considère qu'un seul homme est à même de donner un avis en cette circonstance : c'est M. Mareschal, chirurgien de la Charité.

Une certaine anxiété se peint sur le visage émacié du prélat. Ses yeux cernés d'indigo, semblent encore plus enfoncés sous la ligne aiguë des sourcils. Il n'ignore pas que ce praticien s'est rendu célèbre par ses opérations de la taille.

— Pensez-vous que je souffre d'un calcul ? interroge Bossuet, qui déjà, redoute les souffrances que risquent d'entraîner une telle intervention.

— Patientez encore un peu Monseigneur, réplique Tournefort, qui devant l'angoisse du malade craint de se prononcer ouvertement. M. Mareschal vous donnera lui-même son opinion.

Le prélat hésite. Les jours passent sans qu'aucune amélioration intervienne. Il accepte enfin une consultation supplémentaire. Alerté par le médecin, Georges Mareschal se rend au chevet de Bossuet qui, depuis quelque temps, a quitté la place des Victoires pour s'installer rue Sainte-Anne. Dûment prévenu et connaissant sa terreur, Mareschal se garde bien d'émettre des paroles dont l'effet psychologique pourrait avoir les plus fâcheuses conséquences sur l'évolution ultérieure. Il s'efforce, au contraire de ne pas laisser paraître son inquiétude.

— Il me semble, déclare-t-il d'un ton rassurant que Votre Grandeur souffre d'une crise de rhumatismes ; toutefois, la rétention d'urine étant très proche, il me paraît préférable qu'elle ne fasse pas le voyage de Meaux qui l'exposerait à une plus grande irritation et à une rétention à laquelle Sa Grandeur ne trouverait aucun remède. Personne en province ne sachant bien conduire la sonde.

Bien entendu, Tournefort et Mareschal soupçonnent la présence d'une pierre dans la vessie et tous deux conviennent de sonder Bossuet dès le lendemain, afin de se faire une opinion définitive.

Le jour des Rameaux, cette année-là, tombe un 4 avril. Le prélat dit sa messe et s'enferme ensuite avec son neveu, l'abbé Bossuet et les deux praticiens. Rapidement, la sonde de Mareschal révèle la présence d'un calcul, le chirurgien se garderait bien de l'avouer. Il préfère laisser à l'abbé Bossuet le soin de révéler la vérité au moment qu'il jugera le plus opportun. L'occasion semble se présenter quatre jours plus tard, le jeudi Saint. Connaissant la cruauté de l'opération qu'il faut envisager de subir, l'évêque tombe dans une sorte d'égarement après ce que vient de lui dire son neveu. Il est pris d'une fièvre si intense qu'il faut immédiatement le saigner.

Devant l'étrange comportement de ce ministre du Seigneur qui redoute à ce point la douleur, Mareschal tient conseil avec Tournefort et Dodart en présence de l'abbé Bossuet qui les avertit discrètement.

— La lithotomie est indispensable, leur dit-il, mais, il est évident que le prélat ne sera pas assez courageux pour la supporter. Nous devons donc changer de tactique, et dans la mesure du possible rassurer Monseigneur. A soixante quinze ans, l'appréhension même de l'opération risque de lui être funeste.

Les médecins opinent silencieusement et décident avec l'approbation de l'abbé de conserver secrète la nature exacte de la maladie du prélat. L'abbé Ledieu, lui-même reste dans l'ignorance. Le vendredi-Saint, Mareschal revient en consultation. Se donnant un air des plus sombres, il examine de nouveau l'évêque puis se redresse : la gravité a disparu de son visage et il donne l'impression d'un homme moins accablé.

— Il s'agit d'une surpression d'urine venant du relâchement de la vessie qui n'a plus la force d'évacuer normalement » dit-il à Bossuet ; « je traite actuellement dans ce quartier trois hommes atteints du même mal. Je suis donc beaucoup moins affirmatif en ce qui concerne la présence d'un calcul. Toutefois, Monseigneur, il est essentiel — et le chirurgien scande le mot, plantant son regard d'un bleu limpide dans les yeux du prélat, — d'abandonner l'usage du thé au profit d'infusions à la guimauve infiniment moins diurétiques.

« M. de Meaux continue l'usage de ses tisanes, écrit le 12 avril 1703, l'abbé Ledieu et il s'en trouve toujours fort bien, étant sans aucune douleur si bien qu'il a dit la messe ce matin. »

Le mieux persiste et Dodart et Mareschal autorisent Bossuet à se rendre à Versailles : « Mes neveux me pressent de solliciter le roi en leur faveur » explique-t-il.

Au cours de cet ultime séjour près de Louis XIV, l'évêque se croit guéri.

Le répit, cependant, ne dure guère. Quelque quatre mois plus tard, le 26 août 1703, survient un grave accès de fièvre.

Le lendemain, le docteur Fagon, premier-médecin du roi lui rend visite : « J'ai la pierre » dit Bossuet avec accablement. Fagon ne répond rien, l'ausculte et sans confirmer l'affirmation se borne à répondre : « C'est sans aucun rapport avec la maladie d'à présent. » Il prescrit ensuite du quinquina et laisse le malade plein d'espoir.

Les jours suivants, Fagon et Mareschal, récemment nommé premier-chirurgien du roi après la mort de Charles Félix, accompagné par Dodart fils, premier-médecin du duc d'Orléans et Boudin premier-médecin du grand Dauphin, reviennent près de Bossuet qui souffre de plus en plus : « On ne sait plus ce que c'est que ceci, s'écrie-t-il, que ferai-je ? Faut-il me lever ? Serai-je mieux couché ? Qu'il est triste de ne savoir ce qu'on devient. »

Le 11 septembre, Mareschal s'efforce d'insuffler un peu de courage au malade : « Je vous assure, affirme-t-il qu'il m'est déjà arrivé de traiter bien des hommes souffrant du même mal. Grâce à un régime approprié, ils ont vécu vingt ans avec cela. Il n'est pas toujours nécessaire, Monseigneur, d'en venir à la lithotomie qui, dans le cas de Votre Grandeur serait néfaste. »

Tristement, l'évêque de Meaux, alors âgé de soixante-seize ans ne peut s'empêcher de répliquer : « Quelle triste nouvelle d'entendre dire qu'on aura à souffrir « toute sa vie » de très cuisantes douleurs. »

Quant à l'abbé Ledieu, il murmure : « Après une telle déclaration il ne faut plus espérer aller à Meaux. »

Le 20 septembre 1703, Bossuet décide de quitter Versailles et de regagner Paris. A présent, les accès de fièvre se succèdent. Il sait que, seule une opération le soulagerait, mais il ne se décide pas.

En 1704, six mois plus tard, l'état du prélat s'aggrave dangereusement. Il murmure : « Eh ! mon Dieu, qu'est-ce donc que ceci ? Il faut donc me résoudre. »

L'abbé Ledieu qui a noté cette phrase, écrit sur son carnet : « Se résoudre à quoi ? Il n'a pas achevé : à se faire tailler, ou à la mort ? Il ne s'est pas expliqué davantage. »

Quoiqu'il en soit, il est désormais trop tard, Bossuet se meurt et bientôt il sera mort, et plus rien ne saurait différer l'échéance.

Le 7 avril, l'abbé Bossuet apprend au personnel de l'évêché que son oncle est en train de mourir de la pierre.

Après une douloureuse agonie, Jacques Bénigne Bossuet, celui que son souffle ardent a fait surnommer l'Aigle de Meaux, rend le dernier soupir le 12 avril 1704.

L'autopsie de Bossuet eut lieu le lendemain : « On trouva dans sa vessie qui était toute gâtée, une pierre grosse comme un œuf » écrit l'abbé Ledieu.

Le corps médical ne s'était pas trompé.

CHAPITRE XII

FUTUR REGENT ET BIEN COMPROMIS
LES TRADITIONS SE PERDENT

La mort par le poison a toujours été considérée par les assassins de haut rang comme un procédé assurant une parfaite impunité. On a beaucoup empoisonné au cours des siècles et le règne du Roi-Soleil n'échappe pas à la règle. La fréquence des crimes est telle que chaque mort paraît suspecte : la France est atteinte « d'empoisonnite ».

En1670, la mort de Mme Henriette, belle-sœur du roi avait troublé de nombreux esprits.

L'histoire, on le sait, tient pour responsable le chevalier de Lorraine qui éprouvait pour Philippe d'Orléans « l'amitié particulière » que l'on connaît.

Le mystère de l'eau de chicorée, bue par la duchesse, dans son château de Saint-Cloud intrigue toujours de nombreux historiens.

Pour cruelle qu'elle fut, cette mort a donné à Bossuet l'occasion d'écrire un de ses plus beaux sermons : « Madame se meurt, Madame est morte... »

Presque en même temps, le procès de la marquise de Brinvilliers et sa fin tragique sur un bûcher en place de Grève, répandent sur la France un vent de terreur.

Décidé à endiguer la terrifiante vague d'empoisonnements, Louis XIV institue, tant pour rechercher que pour punir, un tribunal d'exception nommé « Chambre ardente ».

Inoubliables, demeurent à notre esprit les noms de la Voisin et de la Vigoureux, sinistres mégères qui n'ont pas hésité à mettre leur science au service de certains grands seigneurs.

Toute mort subite d'un haut personnage est immédiatement imputée à l'utilisation de ce que les Parisiens appelaient avec leur sens de l'humour noir « la poudre de succession ».

La mort de Marie-Louise d'Orléans, épouse de Charles II d'Espagne est immédiatement taxée de crime politique.

Le décès de Louvois, en 1691, semble suspect : on accuse Mme de Maintenon d'avoir fait disparaître le ministre pour se venger de ses dédains.

La mort s'abat sur la famille royale. L'ignorance quasi totale des médecins en matière de chimie organique ne permet d'accorder à leur diagnostic qu'une confiance limitée. Le mystère plane. Mort naturelle ou non ? Il est difficile de se prononcer.

C'est en février 1712, que les soupçons d'empoisonnement se déchaînent avec une violence inouïe. Cette fois, c'est un prince de sang royal qui est — à tort — sur la sellette.

En effet, une des règles essentielles de la suspicion consiste d'abord à savoir à qui une mort pourrait profiter et Philippe d'Orléans, le futur régent, fils de la Palatine et de Monsieur, frère du roi connu pour la débauche dans laquelle il se vautre, est la victime désignée.

Sa naissance l'appelle à succéder à Philippe V d'Espagne, petit-fils de Louis XIV, à la condition que celui-ci n'ait pas d'enfant, bien que le testament de Charles II désignât le duc de Savoie comme successeur.

Mais depuis 1707, Philippe V a un fils et Philippe d'Orléans perd tout espoir d'obtenir légitimement la couronne d'Espagne. Il intrigue pour tenter d'arriver à ses fins, et conçoit, dit-on, le projet de lui arracher l'abdication, puis de se faire proclamer roi par les alliés victorieux qui mènent à l'Espagne une guerre implacable.

On lui prête également le dessein de faire casser son mariage afin d'épouser Marie-Anne de Bavière-Neubourg, veuve de Charles II, celle-là même que Victor Hugo a immortalisée en la faisant l'héroïne de Ruy Blas.

Ce mariage renforcerait, bien entendu, ses chances d'accéder au trône.

A ce moment, la duchesse d'Orléans, son épouse, tombe malade. Il n'en faut pas plus à la « vox populi » pour accuser ouvertement le duc d'avoir voulu supprimer sa femme pour concrétiser plus rapidement ses vues ambitieuses.

La prompte guérison de Mme d'Orléans suffit à peine à dissiper cette calomnie parfaitement injustifiée au demeurant.

Louis XIV, persuadé depuis quelques années, que son neveu conspire contre Philippe V, mais redoutant l'éclat d'un jugement public, se borne à lui interdire de franchir les Pyrénées.

Et Saint-Simon d'écrire : « Livré à une inaction forcée, le duc d'Orléans se rembarqua dans la débauche et l'impiété. »

Plus troublante, plus équivoque également, est la mort d'Adélaïde de Savoie (jeune épouse du duc de Bourgogne devenu dauphin depuis le décès de Monseigneur, fils unique de Louis XIV, survenu le 14 avril 1711).

Cette mort jette un nouveau trouble dans les esprits :

Le 6 février 1712, la dauphine tombe malade. On croit d'abord à une simple indigestion.

Deux jours passent. De violentes douleurs à la tempe inquiètent les médecins qui prescrivent de l'opium, lui font fumer et mâcher du tabac et ordonnent... deux saignées au bras.

Le 8 février, Boudin, premier-médecin de la dauphine, constate l'apparition de taches roses sur le front de la malade. Le lendemain, il administre de l'émétique et ordonne une nouvelle saignée, cette fois au pied.

Dérouté par l'étrange évolution de la maladie, Boudin, qui avait d'abord diagnostiqué la rougeole puis la petite vérole, réclame une consultation générale. Dans l'après-midi du 11, Fagon, premier-médecin du roi, Dodard, premier-médecin du dauphin, La Carrière, premier-médecin du duc de Berry, Boutard, médecin ordinaire de la dauphine, Desmoulins, médecin ordinaire du roi et Chirac, médecin du duc d'Orléans, se réunissent.

A l'exception de Boutard, ils estiment que trois saignées sont insuffisantes et en prescrivent une quatrième qui est pratiquée le soir même.

Les drogues, les remèdes, les saignées n'impressionnent guère la jeune princesse qui s'est, depuis le début de sa maladie, sentie mortellement frappée.

— Adieu, ma belle duchesse, dit-elle à son amie, Mme de Guiche. Aujourd'hui dauphine et demain rien.

Puis elle ajoute, en murmurant, comme pour elle-même :

— Aujourd'hui, je suis encore princesse bien-aimée, demain, je ne serai plus rien du tout, après demain, je serai oubliée...

Et, le 12 février, elle rend le dernier soupir.

Cette mort, aussi brutale que rapide atterre la Cour. Un autre fait contribue de jeter le trouble dans les esprits : Bien qu'elle s'en cache, la dauphine a pris l'habitude de priser et le matin même du jour où elle a ressenti les premières attaques de la maladie, elle a reçu un envoi d'excellent tabac.

Un des premiers soins de ceux qui sont chargés de pratiquer une discrète enquête consiste à examiner la boîte et la poudre à priser. Stupeur, le coffret qui la contient a disparu et reste introuvable.

Ces circonstances et les nombreux commentaires qui se chuchotent dans l'entourage royal, arrivent jusqu'au roi qui ordonne que l'autopsie soit pratiquée avec le plus grand soin.

« L'ouverture du corps » a lieu le 13 février, à vingt-trois heures, dans l'appartement de la dauphine à Versailles. Elle est pratiquée par Dionis, premier-chirurgien de la princesse, en présence des médecins Fagon, Boudin et Chirac, de Mareschal, de Boulduc, le premier-apothicaire, et de la plupart des médecins de la Cour.

Si les particularités observées ne peuvent être exactement connues, le rapport d'autopsie ayant été brûlé, médecins et chirurgiens concluent.

Tous, sauf Mareschal, qui affirme que les traces de poisons ne sont pas évidentes, se rallient à la thèse de l'empoisonnement.

— J'ai ouvert plusieurs corps qui offraient les mêmes ressemblances sans que jamais le plus léger soupçon ne me vienne à l'esprit, confie Mareschal à Saint-Simon. Et il poursuit :

— Je ne voudrais pas jurer du oui ou du non, mais c'est assassiner le roi que de nourrir en lui une opinion désolante.

Quoi qu'il en soit, les rumeurs d'empoisonnement se répandent tant à la Cour qu'à Paris, et la stupéfaction se transforme en indignation, lorsque le dauphin meurt également, six jours après sa femme et dans des circonstances à peu près identiques.

Cette double disparition d'un couple ami et fécond dont le charme consolait les dernières années du roi affecte profondément celui-ci.

La grâce infinie de la princesse, son enjouement, jetaient sur la Cour triste et vieillissante une note de gaieté : elle en était la vie et comme l'âme. C'était l'idole de la jeunesse française. Les vieillards croyaient revoir en elle Madame Henriette et les beaux jours de Versailles naissant.

Quant au duc de Bourgogne, il avait courageusement acquis toutes les vertus. « Les rois sont faits pour les peuples et non les peuples pour les rois » aimait-il à proclamer.

« C'est un prince qui, par sa vertu et ses talents fera mieux que moi » disait de lui Louis XIV.

Le duc de Bourgogne, dauphin depuis un an, a, dans la vie, un lourd handicap : son père, un bien triste sire, lourd de corps et léger de tête. Louis de France commence par être un enfant pénible. Cruel, coléreux, orgueilleux, il semble indomptable. Beauvilliers et Fénelon parviendront à modeler cette pâte rebelle : « de cet abîme sortira un prince affable, doux, humain, modéré, patient, modeste, pénitent » constate un contemporain.

Le 9 février, le duc ressent les premières indispositions du mal qui va l'emporter. Aimant sa femme d'un amour passionné, il reste à son chevet jour et nuit. Aux médecins qui s'offrent à le saigner, il refuse énergiquement : « Mon mal provient non seulement du chagrin que j'éprouve mais aussi de la fatigue que je ressens » leur répond-il.

Le 13 février, au lendemain de la mort de sa femme, fiévreux et tremblant, il se rend à Marly où se trouve le roi.

Son état empire et Dodart, son premier-chirurgien, découvre avec effroi que le corps du prince est couvert de ces taches rouges et suspectes que l'on avait trouvées sur le front de son épouse.

Desmoulins est appelé en consultation, mais ses efforts sont vains.

Après d'atroces souffrances dans le ventre, un transport au cerveau se produit et huit hommes sont nécessaires pour le maintenir.

Il meurt à Marly, le 18 février, à 8 heures du matin.

Cette fois, l'affolement est général. On croit d'abord qu'incapable de surmonter son chagrin, le duc s'est empoisonné.

Une fois de plus, le roi ordonne l'autopsie qui a lieu à Versailles. Mareschal, fait l'ouverture.

Saint-Simon écrit à ce sujet : « Les parties nobles du Dauphin se trouvèrent en bouillie ; son cœur présenté au duc d'Aumont pour le tenir et le mettre dans le vase n'avait plus de consistance et sa substance coula jusqu'à terre entre leurs mains. »

Une fois de plus, une vive discussion et des propos aigres s'échangèrent entre les médecins et le premier-chirurgien. Fagon, Boudin et les autres affirment que le violent effet d'un poison très subtil a consumé tout l'intérieur du corps.

Mareschal proteste : « C'est un venin naturel de la corruption de la masse de sang enflammé par une fièvre ardente qui paraît d'autant moins qu'elle est plus interne. »

Et il conclut : « Voilà d'où vient la corruption qui a gâté les parties. Il ne faut pas chercher d'autres causes. Cette fin est très naturelle et je l'ai déjà constatée plusieurs fois, bien que la violence soit moindre. »

Tous s'échauffent et exposent leurs divergences de vue devant le roi et Mme de Maintenon qui se fâche et dit d'un ton très sec à Mareschal qu'elle ne saurait approuver ses affirmations.

Cependant l'attitude ferme, digne et résolue du premier-chirurgien, en qui le roi a une grande confiance, impressionne celui-ci et les doutes qui s'infiltrent dans son esprit auront sans doute une influence décisive sur le cours de l'Histoire de France.

Toutefois les bruits les plus divers se répandent en ville. D'après Saint-Simon, le duc du Maine et Mme de Maintenon sont à l'origine des premières accusations.

Les intrigues de Philippe d'Orléans concernant le trône d'Espagne ne sont, bien entendu, pas oubliées. On lui attribue tous les vices et, d'ailleurs, ses débauches sont notoires.

Parallèlement, il meuble l'oisiveté à laquelle le roi l'a astreint, en cultivant son esprit. La musique et la peinture ne le laissent pas insensible. La chimie le passionne. Afin de poursuivre ses recherches, il s'est attaché un savant hollandais nommé Homberg.

Aussitôt la cabale, soigneusement entretenue, va devenir sur des esprits déjà surchauffés un véritable brasier lorsque, le 9 mars 1712, le petit duc de Bretagne, dauphin de France, meurt à son tour à l'âge de cinq ans et dans des circonstances tout aussi troublantes : les taches rouges apparaissent après la fièvre... Une fois de plus !

Son frère, le duc d'Anjou, futur Louis XV est également atteint des mêmes syptômes mais il échappe à la mort par miracle. On a pu prouver par la suite que l'enfance souffreteuse de Louis XV n'avait pas eu pour cause des tentatives d'empoisonnement, mais une dentition difficile et longue se manifestant par des abcès et des tumeurs sur les gencives, ce qui provoquait des accès de fièvre et des troubles digestifs.

« En moins d'un an, constate avec amertume le marquis de Dangeau, voilà trois dauphins, le grand-père, le père et le fils et une dauphine qui disparaissent. »

L'attitude très ferme du premier-chirurgien qui, une fois de plus nie l'empoisonnement après avoir, une fois encore, pratiqué l'autopsie, a une influence déterminante sur le comportement de Louis XIV.

Après de multiples hésitations et en dépit des efforts conjugués de nombreux ennemis du duc d'Orléans, le roi refuse de céder à la tentation qui consisterait, pour apaiser la fureur générale, à expédier le chimiste Homberg à la Bastille.

Il est certain que si un procès avait eu lieu, le futur régent n'aurait guère pu prouver son innocence. Même acquitté, la mort presque subite du duc de Berry troisième fils du grand dauphin, survenue en 1714 aurait fourni de nouvelles armes à ses accusateurs et, un an plus tard, le Parlement de Paris se serait trouvé dans l'impossibilité de confier à l'ex-accusé, avec la régence de la France, la garde de l'enfant royal qui, désormais, était seul à le séparer du trône.

La survie de Louis XV est un des éléments positifs qui interviennent en faveur de Philippe d'Orléans et, vraisemblablement, Louis XIV ne crut jamais à la culpabilité de son neveu. C'est sans doute pour cette raison qu'il fit jeter au feu tous les procès-verbaux d'autopsie, anéantissant de la sorte toutes les bases de l'accusation.

Peut-être se rallia-t-il aux thèses de son premier-chirurgien qui, seul contre tous, s'obstina à nier le poison. C'est cette certitude qui, en tout cas, sauva Philippe d'Orléans et, ce faisant, le fit accéder à la régence.

La princesse Palatine, sa mère, n'ignora pas à qui elle devait la conservation de son rôle politique. Elle écrit à sa demi-sœur Louise, le 16 mai 1719 : « La vieille guenipe a fait répandre de maison en maison que mon fils avait empoisonné toutes les personnes de la famille royale qui sont mortes. Elle avait gagné un des médecins du roi pour disséminer ces bruits. Si Mareschal, premier-chirurgien, avec tous les autres honnêtes gens qui ont été présents à l'ouverture de cadavres, n'avait pas affirmé qu'il n'y a pas eu de poison, et s'il n'eût confirmé cela au roi, cette méchante créature eût jeté dans le plus grand malheur mon fils innocent. »

Quant à Louis XIV, à peu près persuadé de l'innocence de Philippe, il se borna à murmurer : « Mon neveu, c'est un fanfaron du crime. »

Et pourtant la raison de ces morts suspectes ne fut jamais éclaircie.

***

Si le roi était impuissant devant les maladies et les souffrances physiques de ses proches, on lui attribuait, selon une curieuse tradition, le pouvoir de guérir de la scrofule

— inflammation d'origine tuberculeuse, atteignant surtout les ganglions lymphatiques du cou.

Louis XIV s'y prête avec une bonne grâce absolue. Jamais aux moments les plus intimes ou les plus dramatiques il n'oublie son métier de roi.

Cinq ou six fois par an se renouvelle la cérémonie des écrouelles : aux quatre grandes fêtes de l'année et aux fêtes de la Vierge. Afin de le faire savoir, on publie dans les églises de Paris que le roi « touchera ».

Arrivant à Versailles, soit en bateau, par Saint-Cloud, soit en patache, en carrosses de louage et même à pied, les scrofuleux se présentent. Ils sont en général sept à huit cents. Lors de certaines fêtes, il en vient jusqu'à deux mille.

On les place alors sur plusieurs rangs, soit dans la cour de marbre, soit dans le vestibule de la chapelle, soit dans la galerie des princes, suivant leur nombre et les conditions climatiques. Les étrangers et principalement les Espagnols — sans doute en souvenir de sa mère — ont droit aux premières places. Il y a même parmi eux quelques gentilshommes qui viennent chercher le secours du roi.

Médecins et chirurgiens vérifient soigneusement les écrouelles et renvoient impitoyablement les simulateurs qui sont légion. Outre le fait d'approcher le roi, l'appât de l'aumône remise à chaque malade attire beaucoup de gueux. Le roi alloue deux sous à chaque scrofuleux français et cinq aux étrangers (un franc trente et trois francs environ). L'examen terminé, gardes et aumôniers reforment les lignes en veillant à ce qu'un espace suffisant soit maintenu entre chaque malade. De multiples précautions sont observées car le souvenir de Ravaillac est encore présent et un nouveau régicide pourrait se glisser parmi eux.

Et voilà que le roi s'approche, précédé du capitaine des Gardes en quartier. Viennent ensuite le grand aumônier et quelques seigneurs. Le premier-médecin et le premier-chirurgien, se plaçant derrière le premier des malades agenouillés, lui maintiennent la tête de chaque côté. Le capitaine des Gardes serre les mains jointes du scrofuleux. Louis XIV fait, sur la figure du malade, un signe de croix. Sa main dégantée va du front au menton, d'une oreille à l'autre et il prononce les paroles rituelles — les mêmes depuis Clovis — « Le roi te touche, Dieu te guérit. » Après avoir reçu son obole, le malade « touché » se lève et s'en va. Le règlement est formel à ce sujet et il y a deux raisons pour cela : la crainte de l'embarras et celle qu'il ne revienne afin de percevoir deux fois l'aumône.

Au cours des dernières années de sa vie, le monarque, souffrant de fréquents accès de goutte, se fatigue au toucher des écrouelles. De plus, les jours de pluie, de tempête ou d'orage, la cérémonie ne peut avoir lieu en plein air. L'assemblée des scrofuleux dégage une odeur « sui generis » tout à fait abominable. Les corps, mal lavés, confinés dans la sueur et la maladie incommodent le roi, bien qu'il soit lui-même assez peu raffiné en matière d'hygiène corporelle : il avait les « pieds fétides » et Mme de Maintenon devait s'asperger de parfums, lorsqu'elle approchait la couche royale.

Il prend parfois la décision de ne « toucher » que les étrangers.

Au début du XVIIIe siècle, la légende du pouvoir miraculeux des rois commence à s'émousser. A ce propos, le chirurgien Dionis écrit : « Le roi touche cinq fois l'année ceux qui ont des écrouelles. Ce sont les jours qu'il fait ses dévotions. Il se présente chaque fois sept à huit cents malades pour se faire toucher et un grand nombre de ceux qui ont été touchés par le roi assurent avoir été guéris par cet attouchement : c'est pourquoi je recommande à tous ceux qui sont affligés de ces maux de tenter ce moyen spirituel si doux pour obtenir leur guérison, avant que de se livrer entre les mains des chirurgiens. »

Bien sûr, certains scrofuleux venus avec la « foi du charbonnier » ressentaient une profonde émotion lorsque, sur leur figure, la main royale traçait le signe de croix.

Ce choc psychologique, provoquant une intense secousse, pouvait amener une certaine évolution de leur maladie, sinon la guérison complète.

Cette coutume s'est éteinte avec Louis XIV, ainsi que celle, plus surprenante, de la chaise percée : « l'entrée de la chaise fut très suivie pendant l'époque brillante du règne ». Le roi la supprima en 1686, à la suite de l'opération de la fistule et ne la rétablit pas. Il lui arrivait parfois de rester trois quarts d'heure sur son siège intime, ne gardant près de lui que les princes et princesses, Mme de Maintenon, les ministres et les officiers de sa maison.

Vers huit heures du matin, le premier-valet de chambre de quartier réveille le roi.

— Sire, demande ensuite le premier-médecin, comment se porte Votre Majesté ?

— J'ai bien dormi, monsieur Fagon, mais, cette nuit, j'ai beaucoup transpiré.

— Vous m'en voyez ravi, Sire. Les sueurs sont très utiles et depuis que le roi accepte d'avoir toujours une garniture prête dans sa chambre, il n'est que de se changer.

Puis se tournant vers Mareschal : « Nous allons frictionner le corps du roi avec ces linges tièdes afin d'éviter un refroidissement. »

Et toujours sentencieux, il ajoute : « Les transpirations nocturnes sont un des meilleurs remèdes contre les maladies. Le roi m'a fait la grâce d'accéder à mes prescriptions... après de nombreuses supplications. »

Louis XIV réplique alors : « Je ne vous cache pas que le manteau doublé d'ouate et la couverture que vous m'imposez m'ont, cette nuit, un peu incommodé.

— La France sait parfaitement que le roi n'est pas frileux mais, Sire, c'est pour votre bien ! »

A présent, le véritable « lever » solennel, rigide va commencer. Le roi a bu son bouillon, s'est fait frictionner, s'est changé. Il est huit heures un quart.

Les princes, le duc de Bouillon, grand chambellan, le premier gentilhomme de la chambre « en année » et les officiers de la garde-robe commencent à entrer dans la chambre royale. La pièce se situe au centre du château. « Une grande arcade surbaissée sert, du côté de l'occident, à augmenter la profondeur de cette chambre pour y placer plus commodément le lit du roi, écrit un chroniqueur de l'époque. Le lit est d'un dessin aussi beau que magnifique : il est de velours cramoisi, couvert de broderie si entremêlée d'or qu'à peine on peut en reconnaître le fond. »

Dans son lit, le roi se lave les mains avec de l'esprit de vin puis il récite quelques prières. Il choisit ensuite la perruque qu'il mettra, en fonction des occupations prévues pour la journée, se lève, passe sa robe de chambre : le service matinal du premier-chirurgien prend fin.

Toutefois, les jours de saignée ou de médecine, le cérémonial subit quelques changements.

« Saignare, purgare, puis, purgare, saignare », disait notre Molière. En fait, la médecine ne connaît guère d'autres moyens d'exercer son art. Que vous soyez pléthorique : on vous saigne. Que vous soyez diaphane, on vous saigne. Une, deux ou trois palettes de sang, cela n'est pas suffisant ? Que diable ! la médecine a des ressources : on purge, grâce à des poudres étranges composées d'herbe au pouvoir laxatif ; ou l'on administre le clystère. Parfois, afin de ne pas manquer l'effet voulu, les deux remèdes sont appliqués au même moment.

Le roi n'échappe pas à la règle et, c'est en fait une bénédiction. Ce mangeur titanesque, à demi édenté de surcroît, et de ce fait, sujet à l'entérite, a besoin d'être fréquemment saigné : on limitait ainsi les risques d'apoplexie.

Quant aux lavements, ils apportaient sans doute quelque « rafraîchissement » à des viscères surchauffés par les abus alimentaires.

Heureusement, Louis XIV buvait modérément. Du vin de Champagne à l'époque de Daquin, du vin de Bourgogne, sous la surveillance médicale de Fagon. Et, presque toujours, il coupait son vin avec de l'eau.

Chaque mois, le roi prend médecine. Il absorbe un bouillon contenant du séné, de la rhubarbe, et de la mauve.

L'honneur de présenter le bassin après la purgation revient au « grand chambellan ». Les « porte-chaise d'affaires » font, ce jour-là, grise mine. Ils estiment que c'est une dérogation à leurs privilèges, et puis, le roi est souvent généreux lorsqu'il a bien « digéré » .

Imperturbable, l'étiquette demeure dans les moments les plus intimes : si c'est le grand chambellan qui glisse le bassin, c'est le premier-médecin qui le retire et note ensuite, avec une extrême conscience le fruit de ses observations. « La purgation a commencé d'agir fort tard et a moins fait d'effet qu'à l'ordinaire, peut-on lire dans le « Journal de la santé du roi » tenu par Fagon. Les premières selles ont été pourtant fort grandes : elles ont été jusqu'à huit, valant environ dix : mais il y a eu pour la sixième et la septième deux extraordinaires, d'une sérosité gluante assez ardente, mêlée d'une matière jaunâtre, grumelée (comme de certains miels communs ont accoutumé de l'être) et sentant une odeur de corroyeur très forte, ce qui n'arrive pas ordinairement à ces sortes de selles, qui ne sentent rien. Celles-ci cuisent aussi beaucoup au fondement. Le roi fit encore une selle rouge, comme cela arrive quelquefois pour la dernière. »

C'est en parcourant ces écrits que l'on se rend aisément compte que Molière n'a guère « chargé » les personnages du « Malade imaginaire » ou de « l'Amour Médecin ».

Quant aux princes, ils s'en voudraient de se singulariser et ne se font pas faute de sacrifier en public aux nécessités de la nature.

Le Grand Dauphin « aimait volontiers qu'on l'entretînt sur sa chaise, mais cela se passait d'une façon tout à fait modeste, car on lui tournait le dos en causant avec lui. « Je me suis souvent entretenue de la sorte dans le cabinet de sa femme qui en riait de tout son cœur » écrit la Palatine.

Il en est de même pour la duchesse de Bourgogne et la duchesse d'Orléans qui, cite Saint-Simon, « demeure petite fille de France jusque sur sa chaise percée ».

La journée à la Cour va commencer, dans la plus stricte étiquette, la plus redoutée d'Europe.

CHAPITRE XIII

VIVE LE ROI

Le roi est mort, vive le roi !

Oui, bien sûr, mais la couronne de Louis XIV tombe à travers deux générations de princes sur la tête d'un enfant. Louis XV, son arrière-petit-fils, fils du duc de Bourgogne, n'a que cinq ans. L'âge du jeune roi annonce une longue minorité. Un nouveau règne après la longue et lourde contrainte imposée par le Roi-Soleil laisse présager une vive réaction.

Le testament de Louis XIV morcèle le pouvoir. Un conseil de régence composé de quinze membres est chargé de gouverner l'Etat. Philippe d'Orléans est régent mais sans prépondérance. Le duc du Maine se voit confier le commandement des troupes de la maison du roi, le maréchal de Villeroy est nommé gouverneur du jeune prince, c'est, en fait, une sorte d'oligarchie.

Si la politique intérieure évolue, la situation de Mareschal n'est pas modifiée.

En effet, parmi les charges de la maison du roi, seule celle de premier-médecin change de titulaire, à la fin de chaque règne. Mareschal et Louis son fils aîné, « en survivance » conservent leur fonction de premiers-chirurgiens du jeune roi Louis XV.

Au demeurant, le duc d'Orléans n'a pas oublié l'attitude de Mareschal au moment des morts énigmatiques de 1712. Il saisit toutes les occasions de lui témoigner sa reconnaissance.

Sans cesse à court d'argent, pendant les vingt-cinq dernières années de son règne, Louis XIV a eu souvent recours à de nombreux expédients financiers. Il a notamment vendu plusieurs fois des lettres de noblesse, accablé le peuple d'impopulaires impôts, et créé le papier timbré.

Quelques jours avant sa mort, il estime que les nouveaux bourgeois gentilshommes ne méritent pas de conserver plus longtemps leurs privilèges et, en août 1715, il les rejette dans leur roture initiale. Simple oubli, sans doute, il ne pense pas à leur restituer les écus largement versés dans les caisses du Trésor.

Si arbitraire que soit l'édit, la décision du roi provoque une saine et franche hilarité, tant parmi la vraie noblesse que chez le petit peuple. Les Français qui ont toujours assez peu apprécié ce qui était clinquant, trouvent à juste titre qu'un bijou d'argent est préférable à un vulgaire alliage, parodiant l'aspect de l'or.

Les acheteurs de lettres de noblesse ne sont guère populaires et il ne leur reste plus que les larmes pour s'apitoyer entre eux.

Le cas de Georges Mareschal, tout comme ceux de l'architecte Gabriel ou du chirurgien Bessière sont différents puisqu'ils ont, tous trois, été admis gratuitement dans la noblesse, en récompense de leur talent. Leur demande de « maintenue de noblesse » ne donnera d'ailleurs pas lieu à la moindre discussion.

En ce qui concerne Mareschal, qui a présenté une demande de « maintenue dans les délais légaux », la confirmation ne paraîtra qu'en 1743, sept ans après la mort du chirurgien. Qu'on ne s'en étonne pas trop : déjà, à l'époque, les dossiers dormaient fort longtemps dans les chancelleries. Ce sera son fils, Georges-Louis Mareschal, seigneurchâtelain de Bièvre qui les recevra. La condition sociale des descendants de Georges Mareschal est assurée.

Louis, son fils aîné, qui possède depuis dix ans la charge de premier-chirurgien survivancier n'a accédé à ce poste que grâce au crédit de son père. Il n'aime guère son métier et de ce fait, n'est qu'un praticien médiocre. Conscient de son peu de talent, il cherche à vendre sa survivance. En attendant l'occasion propice, le jeune homme, qui ne « supplée » presque jamais essaie de remplir à la Cour un autre emploi. Au mois de mai 1716, une charge de gentilhomme est vacante, Mareschal l'obtient pour son fils.

C'est Henri III qui a créé le corps des gentilshommes ordinaires du roi. A cette époque, il y en eut quarante-cinq, qui inspirèrent la verve truculente d'Alexandre Dumas. Henri IV réduit leur nombre à vingt-quatre. Au début du règne de Louis XV, vingt-six gentilshommes servent par semestre ; les maîtres d'hôtel eux, sont « de trimestre ». Surnommés « les ordinaires de chez le roi », ou plus fréquemment « les ordinaires », ces officiers exercent un rôle que nos actuels vocables désigneraient sous le nom de « chargé des relations publiques », « chargé d'affaires », « ambassadeur itinérant, chef de mission diplomatique »...

Gentilhomme ordinaire, Louis Mareschal sera bien plus celui du régent que celui de l'enfant-roi.

L'enfance de celui-ci est maladive. Louis XV est monté sur le trône le 1er septembre 1715. Il est alors âgé de cinq ans et demi. Jusqu'à sa huitième année, il est confié aux soins attentifs que lui prodigue sa gouvernante, la duchesse de Ventadour. Il a miraculeusement échappé à la maladie qui a emporté son père et sa mère, le duc et la duchesse de Bourgogne, ainsi que son frère aîné, le petit duc de Bretagne, dauphin de France. Le 7 septembre 1715, il attrape un refroidissement et, immédiatement, la fièvre qu'il ressent inspire quelques inquiétudes. Les médecins s'opposent à ce que la volonté de Louis XIV soit mise à exécution : l'enfant royal ne sera pas, ainsi que le vieux souverain l'avait exigé, mené à Vincennes, le rhume dont il souffre ne pourrait que s'aggraver.

Et Saint-Simon, en ricanant, ne peut s'empêcher de glisser à l'oreille de Mareschal :

— Vous pensez bien, mon cher ami, que tous ces docteurs, admirablement logés à Versailles, n'ont pas la moindre envie de quitter leur luxe et leurs douces habitudes pour aller camper au château de Vincennes. C'est certainement l'unique raison de leur veto !

Philippe d'Orléans, peu soucieux de s'attarder à Versailles et pressé de s'établir à Paris où l'attendent de nombreux plaisirs, use d'un stratagème pour contrer la petite clique qui refuse le voyage : il fait venir en consultation les médecins qui ont examiné Louis XIV au cours de son ultime maladie.

N'ayant rien à gagner au séjour versaillais, ils jugent, sinon avec plus de talent, du moins avec plus d'objectivité, tout en se moquant ouvertement de leurs confrères, que le transport de l'enfant, en carrosse, n'offre aucun risque.

Le lundi 9 septembre, le roi est conduit à Vincennes. Tout est prêt pour l'y recevoir.

Mareschal part avec la Cour pour cette nouvelle résidence. Pendant que le carrosse royal traverse la capitale, les Parisiens hurlent leur enthousiasme. On trouve l'enfant beau, bien fait, portant son chapeau avec élégance mais un peu pâle.

Le rhume, qui fait paraître « un peu pâle » le petit roi à son bon peuple, guérit en quelques jours. Pendant les trois mois passés à Vincennes, les gens de la « Faculté » n'auront aucun soin à lui donner.

Qui va donc remplacer le vieux Fagon qui s'est retiré au Jardin Royal des Plantes, dont il a conservé la surintendance ? Deux principaux candidats aspirent à sa succession : Chirac, premier-médecin de Philippe d'Orléans et Boudin, médecin ordinaire du roi. Politiquement parlant, la nomination de l'un ou de l'autre serait une grave erreur.

Le public toujours soupçonneux ne manquera pas d'attribuer de sinistres projets à Chirac, médecin du régent. Les empoisonnements de 1712 ne sont pas oubliés.

Boudin, qui a été également premier-médecin du duc et de la duchesse de Bourgogne peut prétendre à remplacer Fagon mais son esprit d'intrigue et de cabale l'a étroitement lié avec tout le parti opposé à Philippe d'Orléans. En 1712, précisément il a résolument calqué son attitude sur celle, très hostile, adoptée par Mme de Maintenon et le duc du Maine. Il est donc éconduit d'avance. C'est un obscur docteur Poirier qui soigne le roi depuis sa naissance qui est nommé par le régent. C'est un « outsider » qui a gagné.

— Personne ne le connaissait à la Cour, mais, selon les apparences, c'est un médecin de Paris du choix de Fagon, chuchotait-on lorsqu'il fut nommé premier-médecin du duc de Bretagne le 11 janvier 1708.

Les « apparences » étaient trompeuses. C'est grâce à sa parenté avec Bontemps, premier-valet de chambre de Louis XIV, que Poirier obtint ces différents emplois. N'ayant jamais pris part aux intrigues des courtisans, cette promotion inattendue ne soulève aucune objection.

***

30 décembre 1715. Louis XV quitte Vincennes. Il va s'établir aux Tuileries. Ainsi que leur charge les y oblige, le premier-médecin et le premier-chirurgien doivent « résider dans le même logis » que Sa Majesté. Poirier et Mareschal emménagent au château. Leur rôle consiste uniquement à se trouver dans la chambre du roi, le matin et le soir, aux heures fixées par Mme de Ventadour.

Toutefois, au cours de cette période qu'il passe « entre les mains des femmes », Louis XV n'a que de légers rhumes de cerveau et quelques maux de dents qui ne nécessitent ni l'intervention du médecin ni celle du chirurgien.

Ce n'est que le 15 février 1717 que Mme de Ventadour remet le petit roi au maréchal de Villeroy, son gouverneur. Détestable éducateur, Villeroy veillera cependant sur sa santé avec beaucoup de sollicitude. Poirier n'aura guère le temps de prouver sa valeur ; il meurt presque subitement le 30 avril 1718. De nouveau les deux premiers compétiteurs renouvellent leurs intrigues. Le régent déclare nettement que cette fois, il ne se mêlera pas du choix : il laisse le soin au duc du Maine et à Villeroy, interdisant cependant que Chirac et Boudin reçoivent le titre.

La succession de Poirier est donnée au docteur J.B. Dodart « médecin de la suite de la cour » depuis 1693, premier-médecin de Monsieur, frère du roi, puis premier-médecin du duc de Bretagne et des ducs de Bourgogne et de Berry. Cette nomination remplit de joie Mareschal. De longue date il connaît Dodart, qui n'a jamais témoigné envers les chirurgiens la hautaine condescendance du corps médical. Les deux hommes vivront en parfaite intelligence.

Peu de temps après le remplacement de Poirier par Dodart, Mareschal obtient que son ancien pensionnaire François Gigot de La Peyronie soit nommé premier-chirurgien survivancier, à la place de son fils Louis. De cette association, naîtront les bases essentielles d'un art chirurgical rénové.

Quant au jeune roi qui s'épanouit de jour en jour, il tient en haleine ceux qui sont chargés de surveiller sa santé. Le 15 novembre 1720, Louis XV se trouve au château de la Muette, en compagnie de son précepteur Mgr Fleury, évêque de Fréjus. Soudain, alors qu'il ajuste lui-même son ceinturon, son pied glisse et il fait une chute dans un escalier. On le relève, on s'empresse autour de lui, sa figure est inondée de sang. Venu en toute hâte, Mareschal ne constate aucune blessure grave : une bosse au front, une écorchure à l'œil, quelques ecchymoses ici et là. Puis arrivent, avec le maréchal de Villeroy, les médecins des Tuileries.

— Il faut que Sa Majesté soit immédiatement saignée, déclare aussitôt l'un d'eux.

Mareschal proteste, affirmant que le roi a déjà perdu du sang et que tirer une palette ne ferait que l'affaiblir.

Immédiatement, Villeroy approuve le premier-chirurgien, interdit la saignée et coupe sèchement la parole aux médecins.

En dépit de la prédominance de la médecine sur la chirurgie, Mareschal est écouté à la Cour, surtout par Villeroy qui lui doit la vie et ne l'a pas oublié. D'ailleurs, le premier-chirurgien, presque seul de son époque, n'approuve pas toujours l'usage systématique de la phlébotomie. Son diagnostic prouve sa lucidité : quelques compresses guérissent bientôt les blessures de l'enfant.

L'année suivante, en 1721, Dodart connaît une véritable angoisse. On offre au roi plusieurs petits morceaux de verre artistement taillés et décorés de façon charmante. L'un d'eux — son portrait en miniature — lui plaît particulièrement. Il le met en bouche, afin de pouvoir en admirer un autre. Il s'y prendra de telle sorte qu'il avale le premier. Dodart arrive immédiatement et prescrit une purgation : il est essentiel d'évacuer de toute urgence ce morceau de verre qui risque de provoquer une perforation intestinale. Sous l'œil anxieux du duc de Villeroy, Dodart examine, dans la chaise percée, toutes les expulsions. Il ne faudra pas moins de deux jours pour que le portrait sur verre de Louis XV apparaisse enfin, sans avoir causé de ravage. En récompense de son habile purgation, le premier-médecin se verra offrir le fameux « portrait-en-verre-taillé ». Ce seront ses « profits au bassin » !

La même année, Villeroy aperçoit sur le nez de Louis XV une large égratignure.

— D'où cela peut-il provenir, Sire ? demande-t-il.

— C'est mon chat, qui, en badinant, m'a donné de sa patte.

Et le maréchal, avisant le chat qui se prélasse mollement dans une bergère, son œil couleur turquoise à peine entrouvert, trop fatigué pour ronronner, interpelle l'animal.

— Eh ! Chat, tu es bien insolent d'avoir blessé ton maître qui te fait tant de caresses !

Indigné d'être apostrophé de la sorte, le minet bâille, se lève, l'échine circonflexe, puis, indifférent, s'étire en tremblotant et, d'une exemplaire dignité, quitte la chambre, la queue en point d'interrogation.

— Or ça, mon grand papa, s'exclama Louis, ne savez-vous pas que mon chat n'aime pas plus les remontrances que mon oncle le régent.

Le maréchal ne peut s'empêcher d'éclater de rire, ainsi que tous ceux qui entendent la réplique du roi.

A onze ans, Louis XV reste encore très bébé. Lorsque le temps consacré aux études est terminé, il occupe ses loisirs à jouer au volant, à la marelle ou à la queue de loups sur la terrasse des Tuileries. Il a pour compagnons de jeu les fils des principaux courtisans : il a horreur des filles. Très tôt, on l'autorise à monter à cheval puis à s'exercer au tir. Ses contemporains jugent le jeune roi comme un enfant vaniteux, emporté, volontaire et malicieux.

Ce sont là des défauts qui n'entament pas l'amour de la France pour son petit souverain. Elle est, dit Michelet, « mère, amante et nourrice ».

Un matin de 1722, Louis, en se réveillant, constate avec terreur qu'une étrange anomalie s'est produite. Eperdu, il appelle Bachelier son valet de chambre et lui montre en tremblant l'objet de son angoisse.

— Que se passe-t-il ? Qu'est donc ce nouveau mal ?

Constatant que la virilité de Louis XV vient de se manifester, Bachelier s'empresse de rassurer l'enfant.

— Oh ! Sire, ce n'est pas là une maladie ! C'est au contraire un signe bien évident de la précoce vigueur de Votre Majesté.

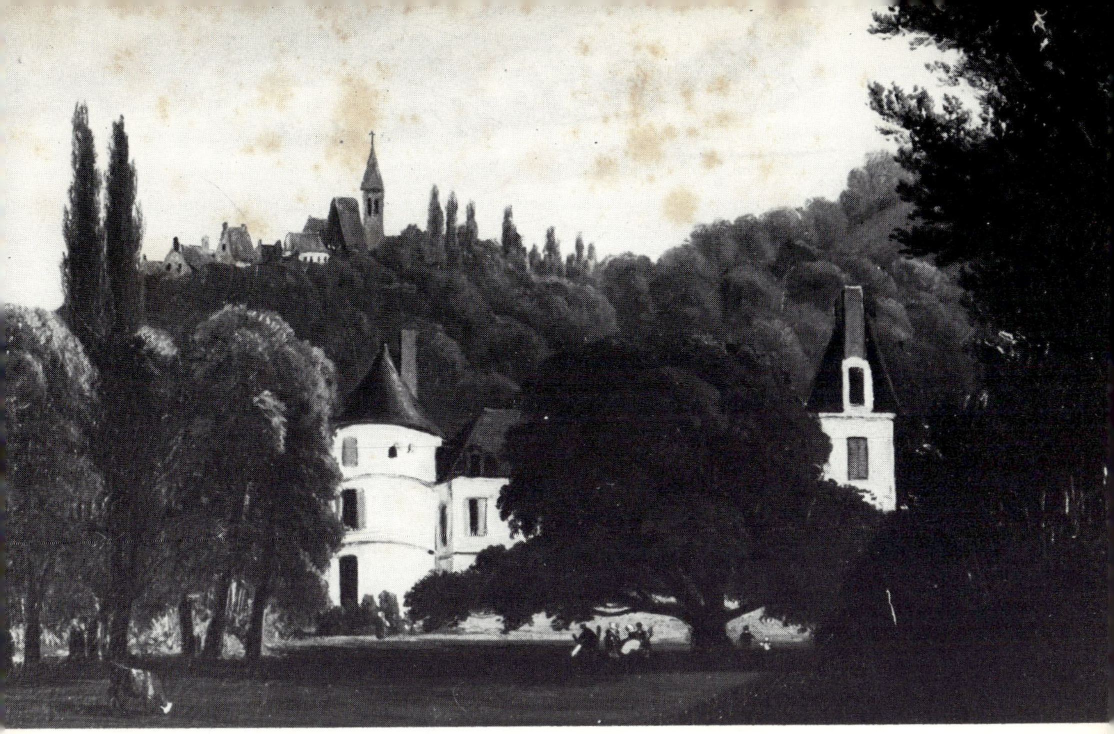

Le château de Bièvre, tel qu'on pouvait le voir jusqu'en 1849, date à laquelle il fut détruit. *Collection du marquis Mareschal de Bièvre.*

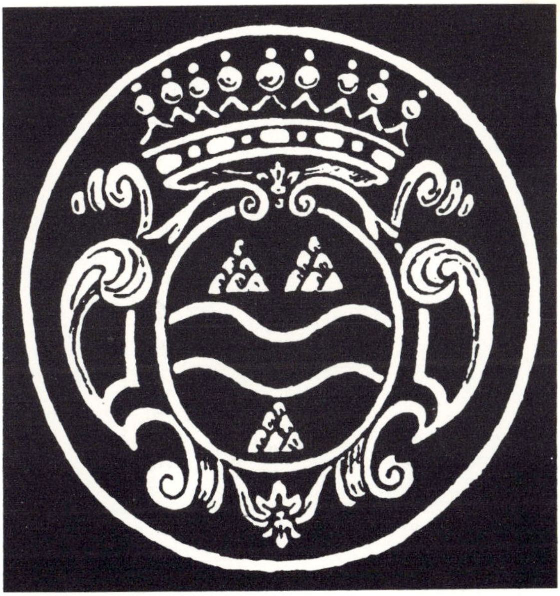

Sceau aux armes de Mareschal. *Collection du marquis Mareschal de Bièvre.*

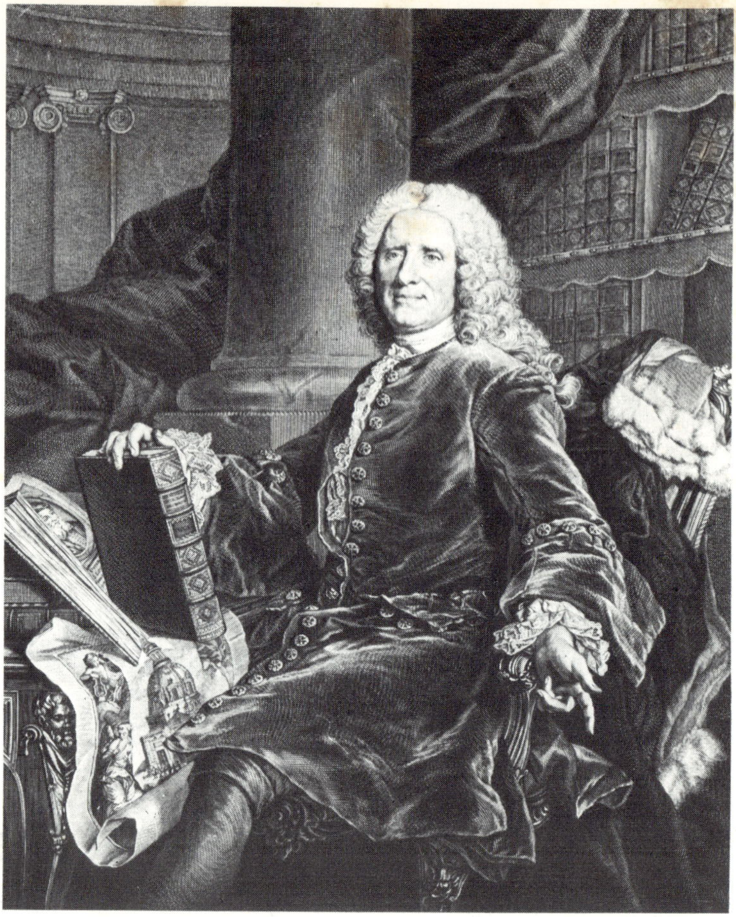

François Gigot de la Peyronnie, chirurgien survivancier de Mareschal et, avec lui, fondateur de l'Académie de Chirurgie. *Musée de l'Histoire de la Médecine.*

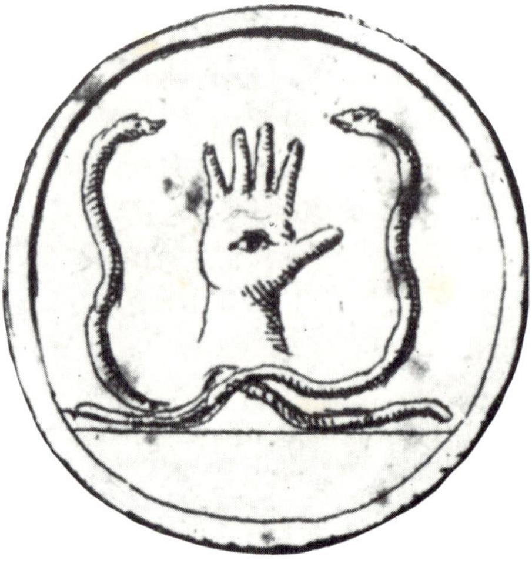

Emblème des chirurgiens. *Musée de l'Histoire de la Médecine.*

— Qu'importe. Faites immédiatement venir M. Mareschal.

Le premier-chirurgien arrive bientôt. Lorsqu'il donne au roi des conseils sur sa santé, il oublie qu'il parle à son souverain. Il adopte, en quelque sorte, le ton d'un père qui parle naturellement à son fils. Le respect qu'inspire généralement la majesté du trône n'a pu étouffer ses manifestations affectueuses.

— Ce n'est rien, mon cher Sire et votre valet vous a parfaitement répondu. Le mal du roi, croyez-le bien, n'affligera personne, bien au contraire, et à votre âge il n'y a pas lieu de s'en plaindre. De l'état d'enfant vous entrez à présent dans celui de l'homme vigoureux que vous allez être !

Quoi qu'il en soit, le mot s'est répandu et, à la Cour, on parle en plaisantant librement, du « mal du roi » comme on disait naguère « la fistule du roi ».

Quelque temps après, l'annonce d'une indisposition jette un peu partout la consternation. Le trouble des Français à chaque maladie de Louis XV peut sembler curieux. Ce n'est pas qu'une simple affaire sentimentale. En vérité, la France est traumatisée à l'idée que son roi mourrait avant la naissance d'un dauphin. Cette mort prématurée risquerait de provoquer à la fois une guerre civile et un conflit européen. Les hypothèses ont déjà été analysées.

Une partie du pays, s'appuyant sur le traité d'Utrecht, se groupera autour du régent, proclamé roi de France.

Une faction, beaucoup plus nombreuse, animée d'une farouche aversion pour Philippe d'Orléans, s'efforcera de rappeler sur le trône Philippe V d'Espagne.

La France décimée, ruinée, meurtrie, qui se relève à grand peine des guerres désastreuses de Louis XIV, aspire à la quiétude, éprouve un extrême besoin de repos. C'est pour cette raison que le peuple porte tant d'intérêt à la santé de son roi.

⁂

Jeudi 31 juillet 1721. A son réveil, Louis XV se plaint de maux de gorge et de tête. Ce jour-là, fête de Saint-Germain l'Auxerrois, le clergé de la paroisse doit célébrer une messe solennelle en la chapelle des Tuileries. Malgré ses malaises, il décide d'y assister mais, au moment où on lui présente l'encens, il s'évanouit. Transporté d'urgence dans sa chambre, il reprend rapidement connaissance et absorbe un peu de bouillon. A trois heures de l'après-midi, les migraines et les maux de gorge reprennent avec une violence accrue. Il s'alite. Une heure plus tard, Dodard lui fait administrer un lavement qui n'apporte aucun soulagement. Le soir il est pris d'une fièvre intense et Villeroy expédie des gentilshommes ordinaires au régent qui se trouve avec sa mère, la princesse Palatine, à Saint-Cloud. « Je suis très inquiète, écrit-elle le jour même. Le duc de Villeroy me fait prévenir que le roi a eu ce matin mal à la tête et qu'à trois heures, le mal n'a pas disparu. Je n'avais jamais vu cet enfant plus en beauté que dimanche dernier : c'est le plus bel enfant qu'on ait jamais vu. Ce serait vraiment dommage qu'il eût la petite vérole. »

Le même soir, la duchesse de Ventadour accourt au chevet du roi pour passer la nuit auprès de lui. Le duc de Mortemart, premier-gentilhomme de la chambre, le duc de la Rocheguyon, grand-maître de la garde-robe en survivance, le premier-médecin Dodart, le premier-valet de chambre Bachelier et deux garçons de la chambre veillent ainsi sur le petit malade. A minuit, arrivent le régent et le duc de Bourbon. Tous deux sont saisis de terreur à la vue d'une telle assemblée. S'approchant du régent, Dodart lui affirme :

— Il faut laisser agir le temps. Aucune médication ne sera tentée avant demain.

Un peu rassuré, le régent se retire dans son appartement des Tuileries. Le duc de Bourbon se refuse à quitter le roi.

Il est vrai que lorsqu'on est bossu, borgne et hideux il faut bien faire un peu de zèle. Qui peut dire ce que réserve l'avenir ?

Le 1er août, à dix heures, la fièvre redouble. Saint-Simon, qui possède les grandes entrées, vient vers midi. Il pénètre dans la chambre du roi, aperçoit le duc d'Orléans, assis près de la cheminée, la mine consternée. Il s'approche de lui puis se dirige vers le lit du malade, au moment où l'apothicaire Boulduc lui présente un remède à prendre. La duchesse de la Ferté, marraine du roi et sœur de Mme de Ventadour, regarde Boulduc avec anxiété puis elle se tourne vers Saint-Simon et lui dit à voix basse, le visage crispé.

— Il est empoisonné, il est empoisonné !

— Taisez-vous, madame, cette pensée est horrible, répond Saint-Simon.

Une réunion de médecins a lieu.

Dodart, premier-médecin, Boudin, médecin ordinaire, Helvétius, survivancier de Boudin, Terray et Falconet, médecins consultants de Sa Majesté, parfaitement déroutés par l'évolution de la maladie, ordonnent... une saignée au bras.

— Je n'ai jamais été saigné, j'ai les vaisseaux roulants, proteste faiblement Louis.

— Laissez-moi vous tirer deux petites palettes, mon cher Sire, lui dit avec douceur Mareschal.

Le liquide qui sort est enflammé et verdâtre.

Le soir, l'état du roi s'aggrave. Vers dix heures, les médecins se réunissent de nouveau, demandant à Mareschal et à La Peyronie, son survivancier, d'être présents.

Faut-il qu'ils soient à ce point désemparés, les médecins si méprisants d'habitude, pour s'entourer de deux maîtres de Saint-Côme !

Helvétius, le plus jeune de tous, est saisi d'une inspiration subite : il propose la saignée au pied, que tous les consultants commencent par rejeter. Mareschal, lui, y est carrément hostile.

— S'il ne restait plus en France qu'une seule lancette,

s'exclame-t-il, mon premier geste serait de la casser afin de ne pas faire cette saignée.

— Mon cher, réplique aigrement Helvétius, avant de crier si haut, je vous informe qu'un transport au cerveau est à envisager. Depuis trois quarts d'heure que je tiens le pouls de Sa Majesté, j'ai senti monter et augmenter une chaleur violente. Si on ne saigne pas le roi, il est mort. C'est le seul remède décisif et même urgent. Je sais qu'en pareille matière, je ne puis démontrer la certitude du succès. Je sais à quoi je m'expose s'il ne répond pas à mon avis, mais je ne dois ici, d'après mes lumières, consulter que ma conscience et la conservation du roi.

Devant ce véhément discours, tout le monde se tait. La responsabilité est écrasante. Les consultants acceptent la théorie d'Helvétius. Le premier-chirurgien se prépare à faire la saignée du pied. A la fin de l'intervention, Louis XV semble un peu plus mal. Cependant, une heure plus tard, la fièvre diminue et il s'endort paisiblement jusqu'à deux heures du matin. On lui donne alors quatre lavements successifs « pour amollir le ventre ». Vers six heures on lui administre de la manne, avec un demi-grain d'émétique qui provoque un vomissement. Vers neuf heures, on lui en donne un grain et demi dans du bouillon, ce qui le fait vomir plusieurs fois et provoque, par le bas « une évacuation charmante ». Peu après la fièvre disparaît.

Tombé malade le 31 juillet, Louis XV est hors de danger le 2 août. Les contemporains attribuent cette guérison à la saignée du pied. Les éloges pleuvent sur Helvétius dont on vante le courage médical, la présence d'esprit, la clairvoyance. Les autres médecins se rengorgent tout en déplorant d'avoir fait appel aux chirurgiens.

— Une fois de plus, affirment-ils, il faut hélas constater que les maîtres de Saint-Côme n'ont que la main. Leur intervention a tout simplement risqué d'empêcher la guérison du roi.

La joie des Parisiens, lorsqu'ils apprennent la guérison

de leur petit roi, est inimaginable. Prières, Te Deum, feux de joie, illuminations, chants, danses, cavalcades, fêtes bourgeoises et populaires occupent Paris pendant plusieurs jours. Dans toutes les rues, retentit le cri « Vive le roi ! » Au Palais Royal, on danse et on boit à la santé de Louis XV. Nombreux sont ceux qui, avant de lever leur verre de vin, se tapent sur la fesse en se gaussant : « Voilà pour le régent ! »

C'est tout juste si le chirurgien La Peyronie, se promenant par hasard dans Paris ne rentre pas chez lui légèrement éméché. Reconnu, il a dû vider plusieurs pots de vin en l'honneur de la guérison de son maître !

Les dames de la halle se rendent aux Tuileries. Elles ne manquent pas d'admirer, sur son balcon, l'enfant royal. Elles reviennent, pleines d'enthousiasme, racontant de façon pittoresque qu'elles ont vu le roi en état d'assurer la succession du trône.

Villeroy, au lieu de tirer de cette joie vive et franche d'un peuple amoureux de son roi, une philosophie constructive, commente stupidement :

— Voyez donc, mon maître, tout ce monde et tout ce peuple. Tout cela est à vous. Tout cela vous appartient, vous en êtes le maître. Regardez-les donc un peu pour les contenter car ils sont tous à vous, vous êtes le maître de tout cela.

Quel parti n'eût pas manqué d'en tirer un Fénelon !

De nouveau les bruits d'empoisonnement circulent. On parle d'un mouchoir dont l'odeur aurait causé l'évanouissement de Louis XV lors de la messe du 31 juillet. Villeroy s'agite, affecte des soupçons, montre une extrême inquiétude. Vis-à-vis du régent, il exagère à ce point sa méfiance et ses précautions, qu'il est disgracié.

Au demeurant, depuis son entrée en fonction, le maréchal n'a cessé de témoigner au régent une grande défiance. Il essaye, de la sorte, d'étayer la thèse selon laquelle Philippe serait moins innocent qu'on ne l'a dit dans l'affaire des poisons.

C'est le 10 août 1722 que l'ordre est donné de l'arrêter. Le comte de Montesquiou d'Artagnan, capitaine des mousquetaires gris est chargé de le conduire à Lyon dont Villeroy est le gouverneur. Malgré tous ses efforts, il ne pourra jamais obtenir de revenir à la Cour.

***

A la fin de l'année 1721, afin de tenter une réconciliation avec Philippe V, le régent avait fiancé Louis XV avec une petite fille de trois ans, l'infante Marie-Anne-Victoire d'Espagne. Il stipulait en même temps le mariage de sa fille, Mlle de Montpensier avec le prince des Asturies. Cette étrange diplomatie n'est guère appréciée : dans combien de temps la France aura-t-elle un dauphin !

Viennent les cérémonies du sacre, le 25 octobre 1722, puis la majorité en février 1723. Philippe d'Orléans, cessant de ce fait d'être régent, devient premier-ministre. Entretemps, la Cour s'est transportée à Versailles : le roi s'ennuie à Paris ! Il quitte la capitale le 15 juin 1722.

Mareschal qui souffre alors d'une violente crise de coliques hépathiques va se reposer à Bièvre, sans pour autant cesser de se rendre le plus souvent qu'il le peut, à la Cour. Un an plus tard, il assistera le cardinal Dubois lorsque celui-ci va rendre son âme pourrie à Dieu... ou au diable.

Depuis longtemps, Mareschal soigne le ministre, aussi habile diplomate que débauché notoire. Ses nombreuses orgies lui occasionnent plus d'une maladie. Fréquemment, le chirurgien se rend auprès de Dubois, muni d'un arsenal d'outils.

— Votre Eminence finira par mourir, soit de la pierre, soit d'autre chose encore bien plus déplaisante si elle continue. Il m'est difficile de lutter contre une telle irritation de vessie ! C'est tout simplement aujourd'hui, je l'avoue sans détour, un ulcère dont souffre Votre Eminence. Je soupçonne même la présence d'un abcès.

La figure étroite, faunesque et sarcastique du cardinal semble encore se rallonger devant ce verdict brutal.

— C'est sans doute la raison pour laquelle les mouvements de mon carrosse me font si atrocement souffrir, répond-il, un peu anxieux.

Stoïque malgré tout, Dubois exige de paraître à cheval, à l'occasion d'une revue. Mareschal ne s'est pas trompé. Lorsqu'il l'examine de nouveau il constate que la vessie avariée contient bien un abcès et les mouvements répétés du cheval provoquent un éclatement interne.

A tort ou, sans doute, à raison, tous les contemporains attribuent l'accident à une cause syphilitique.

Mareschal et La Peyronie estiment urgent de pratiquer une intervention pour éviter que la gangrène, du fait de l'écoulement du pus, ne se déclare.

Les Parisiens qui prisent fort peu le cardinal fredonnent joyeusement une chanson, gaillarde au possible, visant « Le mirliton, mirlitaine, le mirliton, ton ton » du prélat qui souffre par où il a pêché.

Transporté de Meudon (les médecins estiment que l'air y est trop vif !) à Versailles, le ministre s'installe dans son hôtel de la Surintendance.

On lui propose de recevoir d'abord les sacrements, ensuite d'être opéré. L'offre est accueillie par une bordée de jurons, de blasphèmes, d'imprécations de tous genres. Depuis qu'il sait qu'une intervention est indispensable, Dubois, qui a l'habitude de tempêter, est devenu encore plus furibond. Il fait cependant venir un moine recollet, puis, afin de retarder le moment qu'il redoute, il exige que ce soit un de ses pairs qui lui administre le sacrement.

Sur son ordre, on va chercher à Paris le cardinal de Bissy. Puis, Philippe d'Orléans réussit à convaincre son ancien précepteur de l'urgence de l'intervention. Les chirurgiens la pratiquent le 9 août 1723 vers cinq heures. Elle ne dure guère plus de six minutes qui suffisent pour faire l'ablation complète des parties sexuelles.

Ce jour-là, Versailles est écrasée sous le poids d'une insupportable chaleur, ce qui n'a rien de surprenant car, de tous temps, les conditions climatiques ont été différentes de celles de Paris ; il y fait plus froid l'hiver, plus chaud l'été, l'humidité est constante. Seul, l'air y est moins empuanti que dans la Capitale.

Alors que Dubois est presque mourant, le régent, qui a toujours témoigné de l'affection à son « principal ministre » éprouve peut-être un certain soulagement lorsqu'il apprend que celui-ci n'a que des chances infimes de s'en remettre. Entre eux, trop d'actes inavouables se sont accumulés. Le répugnant bilan échapperait au plus amoral des comptables.

Le soir du 9 août, lorsqu'un orage, d'une violence inouïe, éclate, il s'écrie sans la moindre gêne :

— Voilà un temps qui, j'espère, fera partir mon drôle !

Le « drôle » expire le lendemain « en grinçant des dents contre ses chirurgiens et son médecin Chirac, auxquels il n'avait cesse de chanter pouilles » note Saint-Simon.

Le chroniqueur Mathieu Marais, apprenant la mort du cardinal Dubois, fait une oraison funèbre de son cru, sans pour autant, parodier Bossuet : « Et voilà ce grand cardinal, en plomb comme les autres ; mais il n'a pas eu la consolation d'emporter ses pièces en l'autre monde car on lui avait coupé tout, rasibus. »

Philippe d'Orléans ne survivra que peu de temps à celui qui fut son précepteur, son ministre et son âme damnée. Bien qu'il soit dans la force de l'âge, les excès auxquels il s'est livré, dans sa vie privée, ont usé ses facultés. Tous les matins, il lui reste des engourdissements consécutifs à ses libations nocturnes. Il a la tête basse, le teint empourpré, l'air hébété, la langue épaisse. Depuis deux ans déjà, on constate des « absences d'esprit ».

— Monseigneur, lui dit un jour Mareschal avec sa brutale franchise, j'aimerais faire à Votre Altesse une double saignée du bras et du pied, car je ne serais nullement surpris si l'on venait m'apprendre que le duc d'Orléans a brusquement succombé à l'apoplexie.

— Mon cher Mareschal, répond Philippe d'Orléans avec une totale insouciance, je vous remercie de l'attachement que vous me témoignez en me mettant nettement en garde une fois de plus, puisque vous m'aviez déjà signalé que j'étais un apoplectique ambulant, mais je vous avertis qu'en aucun cas je ne me laisserai saigner.

D'un ton plus bas, avec un peu d'affectation, il ajoute :

— Je crains l'hydropisie et, à tout prendre, je préfère mourir d'apoplexie que de devenir hydropique !

Sans plus s'attarder à de telles considérations, il plante là Mareschal. Sa silhouette courtaude et grasse disparaît dans les dédales du château.

3 décembre 1723. Il est six heures du soir. Son travail achevé, Philippe dit à son valet Renaud :

— Va voir si la duchesse de Phalaris se trouve dans le grand cabinet.

Sur une réponse affirmative de Renaud.

— Prie-la de venir dans mon cabinet. Je converserai avec elle, avant de me rendre chez le roi.

La jeune femme, d'une exquise blondeur, divinement belle, qui porte le titre de duchesse uniquement parce que son mari, un aventurier nommé Gorge, a été fait duc par le pape, arrive sur-le-champ.

Ils s'asseyent face à face. Elle près de la cheminée. Un bon feu de bois crépite gaiement. Philippe apprécie beaucoup la conversation, facile et enjouée de la duchesse, qui est intelligente, possède suffisamment d'amoralité et, de plus, conte les histoires de charmante façon.

Ils bavardent calmement. Soudain, la parole de Philippe devient embrouillée, et il s'affaisse sur son fauteuil, sans connaissance.

Affolée Mme de Phalaris appelle à l'aide. Le valet

accourt. On s'efforce mais en vain de faire venir médecins et chirurgiens.

Par un hasard invraisemblable aucun d'entre eux ne se trouve au château ; il faut aller chercher en ville. Quand les secours arrivent, il n'est plus temps. Philippe d'Orléans n'était âgé que de quarante-huit ans.

Lorsque l'autopsie a lieu, le surlendemain, un chien danois qui avait appartenu au régent, se jette sur le cœur de son maître et en dévore une partie.

A peu de choses près, c'est le même destin qui, étrangement, unit le duc à Mme de Montespan, dont les viscères enfermés dans une urne avaient été dévorés de la sorte.

Le duc de Bourbon, celui-là même qui avait été si bien éborgné accidentellement par le duc de Berry en 1712, succède au Régent et, grâce à l'influence de Mgr Fleury devient Premier ministre. Celui-ci, adroitement manœuvré par l'Angleterre, aidé en cela par la marquise de Prie, maîtresse du duc, met en évidence le fait que la petite fiancée du roi ne pourra pas donner, avant de trop longues années, un héritier au trône et l'infante est promptement renvoyée en Espagne, ce qui provoque presque une rupture entre les deux pays.

Cinq mois après son départ, Louis XV, à peine âgé de quinze ans, épouse la princesse Marie Leczinska, son aînée de sept ans.

Depuis le jour où le petit roi s'est confié à Mareschal pour lui exprimer ses craintes au sujet du « mal » étrange qu'il avait constaté, son tempérament amoureux a évolué. Le lendemain de ses noces, le duc de Bourbon écrit au roi Stanislas Leczinski que Louis, fort satisfait de la reine, lui a donné sept fois la preuve de sa tendresse. Dès les premiers jours de sa lune de miel, le roi reprend ses longues chasses, tout en se livrant à des excès de table.

Mareschal ne manque pas de le gronder sur ses imprudences.

— On a peine à croire, Sire, qu'étant le roi, vous devez

avant tout songer à vous conserver pour vos peuples. Au lieu de cela, vous ne faites que courir à la chasse, souper le soir avec des calotins, tout en mangeant beaucoup trop d'aliments échauffants. Le feu roi, votre arrière-grand-père était grand chasseur mais, Sire, il n'a jamais couru qu'un cerf par jour et non trois ainsi que vous le faites.

Louis XV écoute avec beaucoup d'attention ce que lui dit son premier-chirurgien.

— C'est bien, Mareschal, répond-il ; à l'avenir, je me comporterai mieux.

Dans le discours, assez libre dans la forme que le premier-chirurgien adresse à Louis XV, le mot de « calotin » demande quelque explication.

Une joyeuse bande de jeunes gentilshommes avait fondé à la Cour, un corps imaginaire surnommé « régiment de la calote ». Y sont enrôlés, de gré ou de force, tous ceux qui se singularisent par une quelconque extravagance. On désigne sous le nom de « calotins » les soldats de cette troupe, qu'ils soient burlesques, grotesques, ridicules ou sots.

Mareschal reproche au roi de souper trop souvent avec ces jeunes hurluberlus et non, suivant l'acception de ce mot qui fit fureur au début du XXe siècle avec de faux dévots.

Les sages conseils donnés par le premier-chirurgien ne sont guère respectés.

Bien vite, Louis XV recommence ses chasses effrénées et Mareschal est contraint d'user de subterfuges pour calmer un peu les ardeurs de son maître.

Au mois d'octobre 1727, le roi, dans un rêve agité, tombe de son lit et se blesse légèrement au genou.

Quel bon prétexte !

Mareschal tire quelques gouttes de sang, malgré sa répugnance pour la saignée. C'est plus pour l'empêcher de chasser pendant quelques jours que par nécessité.

Vers la fin de l'année 1728, une maladie, ressemblant fort à la petite vérole frappe Louis XV. On craint de nouveau une guerre de succession car la reine n'a, jusque-là, mis au monde que trois filles.

Pour une fois bien inspirée, la Faculté de médecine décide de laisser agir la nature, sans saignée ni émétique. En quelques jours, le roi se rétablit de lui-même.

Un an plus tard, le 4 septembre 1729, la naissance d'un dauphin va enfin calmer les angoisses de la France.

Par la suite, Mareschal qui prend de l'âge, laissera à son survivancier La Peyronie, le soin de saigner le roi. En 1732, alors que Louis XV souffre des oreillons, les médecins ont ordonné d'ouvrir la veine. Pendant que s'écoule le sang, le vieil homme ne peut s'empêcher de dire, d'un ton paternel :

— Votre Majesté a la première place du monde. Je ne doute pas qu'elle n'en ait quelque jour une bonne dans le ciel mais, comme elle n'y aura pas autant de crédit que sur la terre, le roi fera bien de se conserver autant qu'il le pourra dans ce monde, en attendant l'autre. »

Un bien sage conseil que, dans la seconde partie de son règne, Louis XV, merveilleusement doué, passionnément aimé dès son plus jeune âge, ne saura pas suivre. Philippe d'Orléans, Villeroy, Dubois, le duc de Bourbon, Fleury avaient fait germer, dans cette nature trop malléable, les éléments nocifs qui allaient décimer l'arbre généalogique de la royauté française.

CHAPITRE XIV

LE TEMPS DE LA VIEILLESSE

Aujourd'hui, Mareschal est un vieil homme. La vie de la Cour le fatigue. Parfois, il évoque avec Marie, son épouse, et lorsqu'ils sont réunis, avec leurs enfants et les petits-enfants, sa longue et brillante carrière. En fait, il ne conserve que son logement du Palais de Versailles ; il abandonne le vaste appartement du Vieux-Louvre, au profit de Louis, son fils aîné. Lorsque le roi lui offre, en 1730 un terrain à bâtir au n° 3 de la rue Saint-François à Versailles, s'estimant trop âgé pour entreprendre une nouvelle construction, il se borne à vendre le don royal à un certain M. Demotes qui y fait élever un hôtel, dont, en 1755, le marquis de l'Hôpital se portera acquéreur.

Il ne se plaît plus guère que dans son château de Bièvre où il poursuit paisiblement ses travaux :

Depuis son apprentissage chez Me Simon Le Breton, Mareschal a parfaitement compris la nécessité d'imposer une sévère discipline à tous les praticiens s'occupant de chirurgie. Il évoque volontiers les réformes entreprises et les raisons qui les ont inspirées.

« Ce n'était plus possible, explique le premier-chirurgien à son « survivancier », François Gigot de La Peyronie. Pense que les barbiers-perruquiers au mépris des ordonnances royales, continuaient, clandestinement à faire des saignées ou de petites opérations. Tu vois à quel point leur ignorance en matière de chirurgie risquait d'être fatale à leurs clients d'occasion.

Entre le maître et l'élève, la différence d'âge — vingt ans — ne se manifeste que dans la forme. Le plus jeune, par déférence et respect, voussoie l'autre mais l'amitié, faite de réciproque estime est solide.

« Ce qui est peut-être encore plus grave », affirme La Peyronie, qui, né à Montpellier, n'a pu abandonner son accent chantant du midi, « c'est que les bons messieurs de la Faculté en profitent pour nous considérer uniquement comme des manœuvres.

— C'est là un merveilleux prétexte, et, crois-le, il est préférable, pour la hiérarchie sociale, d'être un médiocre médecin qu'un chirurgien de talent.

— Pensez-vous que nous pourrons un jour réformer tout cela, donner enfin à notre profession la notoriété qu'elle mérite ?

— Je crois que, de nos efforts conjugués, naîtra un jour, une fusion de la médecine et de la chirurgie. Peut-être ne vivrai-je pas suffisamment pour la voir se réaliser, mais toi comme moi devons mettre en commun toute notre intelligence pour y parvenir. Ce que je trouve déplorable, c'est moins la désobéissance aux édits de Sa Majesté que l'opprobe qui a rejailli sur nous. Le roi a autorisé les perruquiers à posséder des boutiques n'ayant aucune ressemblance avec les nôtres reconnaissables à leur couleur jaune. Ils devaient également mentionner ces mots : « Barbier, baigneur, étuviste et perruquier. Céans on fait le poil et on tient bains et étuves. »

— Mon cher Maître, je suppose que ces barbiers tiraient de larges profits de leur profession.

— Oh ! répond Mareschal, certains ont même fort bien réussi. Mais, ce n'est pas cela que nous condamnons, c'est le simple fait que trop d'entre eux, insuffisamment instruits, poursuivaient en cachette l'art opératoire. Il m'a fallu lutter pendant douze ans pour nous assurer, à nous seuls, ce monopole ; ce qui a posé un véritable cas de conscience pour moi, ajoute pensivement le premier-chirurgien, ce fut d'interdire également aux frères de la Charité, de pratiquer des opérations.

— Mon cher maître, acquiesce La Peyronie, de nombreux confrères vous reprochent encore d'avoir agi de la sorte ! Certains n'hésitent pas à affirmer que c'est plus par ambition personnelle que par réelle nécessité que vous vous êtes interposé.

— Ne le crois pas. Mon seul but, alors que je soumettais les perruquiers à une discipline essentielle était de travailler à l'unification générale de la chirurgie. C'est une assez longue affaire, qui eut de bien nombreux rebondissements.

— Si vous voulez me la raconter, je dispose de tout mon temps !

— Les disciples de saint Jean de Dieu, conte Mareschal sans se faire prier, dont l'hôpital de la Charité est, tu ne l'ignores pas, la maison mère, possédaient en France d'autres établissements similaires. Les frères chirurgiens, après un séjour à Paris, gagnaient ensuite les hôpitaux de province. Au lieu de se contenter de soigner les blessés de leur propre maison, ils se mirent rapidement à chercher une clientèle en ville.

— Tout cela aux dépens des barbiers-chirurgiens ?

— Bien sûr ! Mais il y avait pire : il est arrivé que sous la défroque de moine se cachent de dangereux empiriques. D'autre part, certains prieurs interdisaient l'accès des « Charités » qu'ils dirigeaient tant aux maîtres qu'aux aspirants. Immédiatement les communautés de province accusèrent les religieux de s'opposer à l'instruction des jeunes fraters pour monopoliser à leur profit l'exercice de la chirurgie. Déjà, avant que je ne sois nommé gagnant-maîtrise, cette sorte de concurrence avait limité les praticiens de

Paris. Ils demandèrent même au lieutenant général de police d'interdire les grandes opérations aux religieux. Mais ceux-ci, qui possédaient de puissants protecteurs s'arrangèrent pour que l'affaire n'eût pas de suite.

Lorsque je fus nommé « chef de la chirurgie » je me suis aperçu que la pratique habituelle des opérations par les frères offraient des inconvénients. Les aspirants étaient soumis à de difficiles examens pour accéder à la maîtrise. J'ai donc essayé d'encourager ce qui me paraissait être une excellente émulation en réservant la pratique opératoire à ceux qui s'imposaient les frais et le dur labeur du « grand chef-d'œuvre ». Un autre fait m'avait aussi sauté aux yeux. Paris disposait de plusieurs hôpitaux qui servaient à l'instruction des fraters. En province, exception faite de quelques « Charités », il n'en existait guère. Je voulus donc permettre à ces aspirants chirurgiens de s'instruire dans les maisons des frères Saint-Jean-de-Dieu et créer d'excellentes écoles pratiques. Comme les religieux tiraient de bons profits de leurs opérations en ville, ils s'opposèrent de toute leur force à cette réforme.

Peu de temps avant la mort du roi, les confrères de Saint-Côme et moi-même présentâmes une requête à M. d'Argenson, lieutenant général de police dans le but d'interdire la chirurgie aux frères. Dans leurs lettres de fondation, ils possédaient l'autorisation de « panser, soigner, traiter et médicamenter les malades ». Par contre, un édit de 1692 leur interdisait de faire des opérations hors de chez eux.

— Bien entendu, réplique La Peyronie, l'œil animé, c'était une façon détournée de leur reconnaître le droit de le faire dans leurs maisons !

— Que veux-tu, ils jouissaient d'un droit consacré par un siècle de possession. En décembre 1715, M. d'Argenson leur maintint ce droit d'opérer.

— Cette décision était contraire à vos projets.

— En formelle opposition, approuve Mareschal. Il me

fallut intervenir personnellement et faire appel au Parlement de Paris, ce qui donna lieu à un inextricable procès, encombré d'une multitude de factums et de mémoires imprimés. Si mon ami, le procureur Puyfferat n'avait été un très fin procédurier, je me demande si, seul, j'aurais aujourd'hui réussi.

— C'est alors qu'on vous accusa d'ingratitude ?

— Le prieur me fit d'amers reproches : « Vous devriez convenir, me dit-il un jour, que c'est au père Mathias, votre protecteur et pour lors provincial de l'ordre qui vous a prôné partout que vous êtes redevable des opérations que vous avez continuées dans l'hôpital, que c'est à lui que vous devez une partie de votre réputation et que c'est pour donner un témoignage de notre respectueuse déférence que nous avons admis M. de La Peyronie à travailler chez nous. » Il m'a ensuite accusé d'esprit chicaneur, mensonger et calomniateur, ulcéré de constater que, quoiqu'élève de la Charité, je paraissais avoir juré sa ruine.

Tu le sais, mon ami, aucun de ces motifs n'était véridique, j'entends donner à notre profession un autre lustre que celui qu'elle possède. Les frères prétendaient à juste titre tenir de Sa Majesté le roi Louis XIII le droit aux opérations.

J'en ai déduit qu'un autre roi pourrait le leur retirer. Grâce à mon crédit à la Cour, je suis arrivé à trancher définitivement cette querelle qui ne faisait que s'envenimer. Ce n'est toutefois que le 26 mars 1725 que les frères renoncèrent à l'art opératoire et que j'eus enfin la possibilité d'organiser dans leurs maisons le service chirurgical et l'instruction des aspirants.

— Et aujourd'hui, conclut La Peyronie, le rôle des religieux se limite à appliquer des cataplasmes, des emplâtres ou de légers pansements.

— Ils agissent de la même façon que pourrait le faire un garde-malade ou un infirmier. Un grand pas a été franchi, il nous reste une mission à accomplir.

Le vieil homme et le plus jeune se regardent. L'expérience de l'un, la foi de l'autre vont permettre à la chirurgie de s'élever à un état de dignité auquel l'héritage moyennâgeux de la barberie lui avait interdit l'accès.

Depuis le mois de février 1660 les chirurgiens de Paris sont placés sous la coupe de la Faculté de médecine et comme il est fréquent que les médecins se voient supplantés par eux auprès des malades, ils ne négligent aucune occasion pour entraver les progrès de ces irritants rivaux.

Très vite, Mareschal s'efforce de secouer une tutelle qu'il estime stérile, mais la tâche est ardue. Pour s'attaquer à la Faculté, c'est l'Université qu'il faut combattre. Il y consacrera plus de trente années, s'étant fixé pour mission de réformer d'abord l'enseignement chirurgical puis de faire admettre le projet de création d'une académie royale de chirurgie.

Depuis les années d'apprentissage de Mareschal, les jeunes aspirants continuent d'acquérir la pratique de l'art opératoire dans les boutiques de leurs patrons. Aucun professeur ne leur enseigne la théorie complète.

Les « démonstrations » fondées à la fin du XVIIe siècle par Bienaise et Roberdeau ont été interrompues : tous les fonds dont ils disposaient ont été engloutis dans le désastre financier de Law.

Bien sûr, les examens du chef-d'œuvre représentent en eux-mêmes un remarquable exercice manuel mais l'enseignement fondamental n'existe pas.

Si la faculté de médecine organise chaque année des cours de chirurgie — en langue française et non en latin — que ce soit dans sa propre école ou au Jardin Royal des Plantes, ce sont des médecins qui professent, avec le plus souverain mépris. Toucher un scalpel les ferait rougir de honte ! Les fraters, peu enthousiasmés, on les comprend, désertent les cours.

Le 24 novembre 1721, le doyen Douté demande au Parlement d'exiger que les futurs chirurgiens assistent pendant quatre ans aux cours de la Faculté, avant de parvenir à la maîtrise.

Mareschal et La Peyronie sentent le moment venu de placer leur botte secrète : la restauration de l'école de Saint-Côme.

En septembre 1724, Louis XV signe les lettres patentes autorisant le projet : « Nous avons, par ces présentes, signées de notre main, établi et établissons cinq places de démonstrateurs dans les différentes parties de la chirurgie auxquelles il sera par nous pourvu de sujets des plus expérimentés en cet art, sur la présentation qui nous en sera faite par notre premier-chirurgien, pour enseigner aux jeunes élèves la chirurgie dans l'école publique de Saint-Côme. »

A la même époque, le roi interdit aux frères de la Charité de se livrer à l'art opératoire, soumettant leur maison de Paris ainsi que les hôpitaux de province à l'autorité d'un « maître ordinaire » nommé par lui, sur la désignation du premier-chirurgien.

Double victoire pour Mareschal et La Peyronie qui obtiennent à la fois la création de cours publics à Saint-Côme et l'organisation d'une école pratique à l'hôpital de la Charité.

Réformateurs impitoyables, les deux chirurgiens vont de concert, entamer une autre lutte.

Paris regorge de charlatans qui promettent la guérison des maladies chirurgicales par le simple emploi d'une drogue. Il est bien évident que ces « inventeurs » se passent d'autorisation pour vendre les panacées les plus invraisemblables alors qu'en principe il faut avoir l'accord du lieutenant général de police, après que celui-ci ait obtenu divers contrôles et certificats émanant des praticiens compétents.

Cette pratique est à la fois déshonorante pour le corps médico-chirurgical et dangereuse pour le public.

Mareschal la dénonce ouvertement et il obtient, en juillet 1728, un arrêt du Conseil d'Etat dans lequel le roi défend « à toutes personnes de distribuer des remèdes spécifiques et autres sans avoir obtenu la permission ».

S'il existe deux hommes qui se complètent admirablement, c'est le premier-chirurgien et son survivancier. Mareschal n'exerce pas moins d'influence à la Cour pendant la minorité de Louis XV que sous le règne de Louis XIV. Ce n'est pas pour sa gloire qu'il en use mais bien pour imposer ses vues. En s'associant à La Peyronie, il a fait un choix heureux : celui-ci, en effet, compense ce qu'il y a d'intransigeant dans le caractère de son maître. C'est sur La Peyronie que Mareschal va s'appuyer pour fonder l'Académie de chirurgie. Sur le plus jeune reposera la responsabilité de la partie administrative. Le plus âgé, dont on connaît la fermeté, le caractère passionné, violent parfois et surtout animé d'un esprit de détermination, d'obstination, pourra affirmer le bien-fondé du projet. Il saura faire taire tous ceux qui ont voulu s'opposer à l'établissement définitif de la Compagnie.

Un soir d'avril 1731, Mareschal alors âgé de soixante-treize ans, se promène avec La Peyronie dans le parc du château de Versailles.

« J'ai passé la journée à Paris, cher maître, dit celui-ci. Il y a quelque temps lorsque nous avions évoqué notre projet de fonder une Académie, il ne nous avait pas échappé que les principes pourraient s'inspirer de ceux organisés par Colbert en 1666. Tout à l'heure, j'ai obtenu de M. de Fontenelle, secrétaire perpétuel de l'Académie des Sciences qu'il me communique les réglements de cette compagnie. J'ai rédigé les trois premiers articles que je voudrais vous soumettre.

— Les as-tu conservés par devers toi ?

— Ils sont dans ma poche, répond La Peyronie, en tapotant sa veste.

— Rentrons au château. Nous y serons plus à l'aise pour les étudier.

Une fois bien installés dans le cabinet de Mareschal, le

survivancier déplie un rouleau sur lequel il a griffonné à la hâte. Le premier-chirurgien chausse ses bésicles et lit attentivement.

« *Article 1.* L'Académie s'occupera de perfectionner la pratique de la chirurgie, principalement par l'expérience et par l'observation.

Article 2. On n'y recevra que les mémoires qui traiteront des maladies chirurgicales ou des opérations qui pourront perfectionner la pratique de la chirurgie et pareillement des effets des remèdes topiques dont on aura fait usage.

Article 3. On s'attachera principalement à recueillir les observations ou les histoires des différentes maladies chirurgicales qui auront paru extraordinaires par l'assemblage de leurs circonstances ou par lesquelles on aura employé des remèdes particuliers ou des opérations nouvelles et on recueillera toutes celles dont on pourra tirer quelque utilité dans la pratique. »

— Aucune observation à te faire. Il faudra encore écrire de nombreux articles pour établir des statuts cohérents. Quant à moi, je pense qu'il faut donner aux chirurgiens du royaume et même des pays étrangers qui se distinguent le plus dans l'art de la chirurgie, la possibilité de s'y associer. »

Pendant quelques heures, les deux praticiens discutent, prennent des notes. Les idées surgissent.

« Il faut développer l'esprit d'émulation parmi les chirurgiens de l'Europe ! » s'exclame l'un.

« Préparer une histoire complète de la chirurgie contenant non seulement les pratiques anciennes mais encore l'origine de celles qu'on leur a substituées et les raisons qui les ont fait adopter », renchérit l'autre.

« Etablir des correspondances avec les savants français et étrangers.

« Se tenir au courant des livres nouveaux et des faits chirurgicaux intéressants.

« Décerner chaque année une médaille d'or au meilleur des mémoires qui nous seront adressés. »

A la fin de la semaine, le projet a pris corps. Il ne reste plus qu'à le faire accepter et ce ne sera pas sans difficultés.

Mareschal et La Peyronie ont des détracteurs et des ennemis. Avec des ricanements dubitatifs, on ne manque pas de glisser au roi qu'une Académie composée de barbiers prêtera au ridicule, suscitera la moquerie.

Mareschal, faisant fi de la cabale continue sa lutte. Des témoignages de reconnaissance et de sympathie viennent heureusement adoucir cette atmosphère de chicanes.

Un jour de mai 1731, alors que le premier-chirurgien et sa femme font leur promenade quotidienne dans les allées ombragées du parc, un courrier arrive ; tout essoufflé, il descend de cheval, salue et remet à Mareschal une lettre et un petit paquet contenant un livre. Après avoir donné à cet homme l'ordre de se rendre aux cuisines afin de s'y rafraîchir pendant que le cheval se repose, Mareschal décachette la lettre. Discrète comme toujours, Marie se tait, mais elle voit, sur le visage de son époux, se répandre cette sorte de joie intérieure qui, parfois, transforme à ce point une physionomie que, pendant un instant, un éclat de jeunesse efface, comme par magie toute l'usure et les fatigues du temps.

Sans ajouter un mot, Mareschal tend la lettre à sa femme. C'est un des nombreux jeunes praticiens qu'il encouragea tout au long de sa vie. Il s'agit là de René-Jacques Croissant de Garengeot, qui lui a adressé la missive, en même temps que la réimpression de son premier ouvrage.

Tout jeune homme, ce dernier avait publié, en 1720 un remarquable « Traité des opérations ». Cinq ans plus tard, le premier-chirurgien lui avait conseillé de se faire recevoir à Saint-Côme, et l'avait même aidé, de ses propres deniers à payer les frais de l'admission.

Profondément reconnaissant envers son bienfaiteur, Garengeot tenait à lui exprimer sa gratitude : « la première édition de l'ouvrage que je prends la liberté de vous offrir aujourd'hui, fut tellement heureuse pour moi, qu'elle m'attira non seulement l'honneur de votre amitié, mais même celui de votre protection. J'en reçus dès ce moment des marques également honorables et précieuses : vos libéralités me prévinrent... C'est à vous à qui je suis uniquement redevable de mon établissement dans cette ville, c'est à vous à qui je dois la place que j'ai l'honneur d'occuper parmi mes confrères, et j'en conserverai un éternel souvenir. Si le travail et l'application, dans un art que vos talents supérieurs ont porté au plus haut point de perfection, ont le moyen de gagner votre cœur, j'ose me flatter, Monsieur, que vous continuerez toujours de m'honorer de votre estime, et que cette impression sera un sûr garant de mon zèle et de l'envie que j'aurai toujours de vous plaire. »

« Un bienfait n'est jamais perdu, Marie », ajoute Mareschal en reprenant la lettre. C'est en 1725 que j'ai nommé Garengeot démonstrateur royal dans la nouvelle école de chirurgie. Lorsque mon jeune confrère publia son second ouvrage, j'ai enfin pu enlever définitivement » et il scanda ce mot avec force « aux médecins la censure des livres chirurgicaux. Aujourd'hui, Garengeot est lui-même censeur royal. C'est à moi de lui être reconnaissant de bien vouloir se souvenir de mes luttes acharnées pour conquérir ce titre, et de le mentionner dans la dédicace ».

Une petite bise aiguë et pénétrante s'est insensiblement mise à souffler. Les grands peupliers bordant le minuscule affluent de la Bièvre commencent à ployer doucement sous la caresse du vent d'ouest. Déjà, de gros nuages lourds, chargés d'indigo et de grisaille plombée, chassent les cumulus.

Le vieil homme frissonne.

« Rentrons, Marie, je crains que nous ne prenions froid. »

Tous deux se font servir un bouillon, puis, comme à l'accoutumée, dînent copieusement.

L'après-midi, contrairement à son habitude, Mareschal ne s'enferme pas dans son cabinet, pour y rédiger ses « observations », heureux, encore qu'il ne se l'avouât pas, de cette lettre qui, parmi tant d'autres, rendait un vibrant hommage à l'homme et au praticien, il tient à faire partager à sa femme la joie sereine qu'il a éprouvée.

C'est alors une longue causerie, telle que deux époux qui ont, tout au cours d'une vie conjugale, partagé les mêmes viscissitudes, les mêmes espérances, conservé une foi aussi aveugle que réciproque peuvent, seuls, avoir.

« Je suis bien heureux que, malgré ses excès alimentaires et son abus de gibier, notre roi se porte bien. Cela m'évite ces déplacements à Versailles qui, je ne le cache pas, me fatiguent. Sa Majesté honore si bien la couche de la reine, que la descendance royale, à moins d'une catastrophe, est largement assurée.

— Ne m'avais-tu raconté que, jeune garçon, notre roi éprouvait, à l'endroit des femmes, une certaine... réticence ?

— Certes ! mais aujourd'hui il en est autrement », rétorqua Mareschal, un sourire malicieux sur les lèvres.

« Est-ce cela qui te fait sourire, mon ami ?

— Pas vraiment, mais j'évoque la virilité tout à fait respectable de notre souverain, qui, lors de son séjour de trois mois à Fontainebleau, après son mariage, rendait hommage assurent les courtisans, six, sept ou huit fois à la jeune reine.

— Et alors ?

— Et alors, je ne puis m'empêcher de me rappeler une curieuse expertise à laquelle je fus désigné. Tu t'en souviens, l'année 1712 avait d'atroce façon, décimé la famille royale et la France, accablée, vivait dans la terreur de nouvelles catastrophes. Mais elle fut aussi marquée par un retentissant procès dont l'aspect burlesque a permis à la cour, entre deux sanglots, de puiser un peu de gaîté... bien que ce ne fut pas très charitable.

Le marquis de Gesvres, fils aîné du duc de Tresmes avait

épousé en 1709 une jolie et riche orpheline, Madeleine Mascranny, fille d'un ancien maître des requêtes. Les écus de l'une vinrent à point nommé, redorer l'écu de l'autre. A deux, ils ne totalisaient pas plus de 35 ans.

Afin d'aider sa jeune marquise d'épouse, Gesvres demanda sottement à la sœur de son père de diriger sa maison. Trouvant la jeune femme un peu gaie, folâtre, écervelée, la tante, d'autoritaire qu'elle était, se fit despote tout en restant dévote. Elle interdit toute sortie, séquestra Madeleine dans son propre hôtel. Se plaignait-elle la pauvre, on se contentait de lui répondre, avec ce souverain mépris des aristocrates ruinés vivant de la fortune des autres, qu'elle devait s'estimer très heureuse d'avoir troqué les belles pistoles paternelles contre la promesse d'un titre de duchesse.

On peut être gaie, folâtre, écervelée — ne l'est-on pas bien souvent à cet âge ? — la dignité ne perd pas toujours ses droits et les humiliations excitent l'imagination, poursuit Mareschal. Un jour, la petite marquise quitta subrepticement l'hôtel conjugal qui s'était malencontreusement transformé en prison et se réfugia chez sa grand-mère maternelle, Mme de Vertamont. Recouvrer la liberté n'était guère facile. Il n'y avait qu'un moyen, elle l'utilisa.

Le 17 février 1712, la Cour apprit avec stupeur que la marquise de Gesvres, avait présenté une requête à M. l'abbé Dorsanne, official de Paris [1]. Elle accusait son époux d'impuissance et demandait l'annulation de son mariage.

Le grief est moins facile à prouver qu'on ne pourrait le supposer. Jusqu'à la fin du XVIIe siècle, une femme pouvait convaincre son époux d'impuissance en exigeant de lui le « congrès ». Cette épreuve juridique mettait en demeure

1. L'official de Paris, dont il a été question dans le chapitre VII (lettres de noblesse) est le tribunal ecclésiastique de première instance établi auprès de l'évêque de Paris (il y en a auprès de chaque évêque de nos jours). Ce Tribunal a compétence pour certaines causes, notamment demande en nullité de mariage, sacrilèges et délits ou crimes commis par des clercs (Droit Canon).

l'époux, enfermé avec la « plaignante » et sous l'œil attentif de chirurgiens et de matrones, de faire séance tenante l'amour à sa femme. Certains, peu gênés de ces regards y parvenaient, d'autres, parfaitement intimidés, ce qui se conçoit aisément, ne pouvaient affirmer que... leur confusion. L'aspect humain du problème était écarté, l'expérience était considérée comme définitive. Si nous en ignorons encore les raisons, le Parlement de Paris abolit cette « consultation » en 1677. Quoiqu'il en soit, le procès de Gesvres fut enregistré. Il provoqua une hilarité générale, comme tu peux t'en douter », ajoute Mareschal, souriant.

« Il serait difficile de rendre les scènes que cette affaire produisit », me racontait un jour le duc de Saint-Simon. « Les gens connus et même distingués allaient se divertir aux audiences. On y retenait des places dès le grand matin, on s'y portait et, de là, des récits qui faisaient toutes les conversations. Les pauvres Gesvres en pensaient mourir de honte. »

Le marquis répondit à une convocation du juge ecclésiastique à qui il s'empressa de remettre un certificat établi par Bessière : « M. de Gesvres, précisa le chirurgien porte en lui un portrait de l'homme si ressemblant qu'il n'y manque que la parole. »

Trouvant sans doute que le rapport de Bessière était un peu trop sybillin, l'avocat de Gesvres se montra plus précis. Il affirma que « du 1er juin 1709, jour de ses noces au 24 mars 1712, le marquis avait satisfait huit cents fois aux désirs du mariage ».

Si l'on calcule, ma chère Marie, qu'entre cette période, mille vingt-six jours se sont écoulés, desquels il faut retirer les périodes d'abstinence, de carême et d'impossibilité physiologique, la moyenne des manifestations de tendresse n'établit peut-être pas un record mais s'inscrit dans des limites fort honorables.

Mme de Gesvres soutint, avec un exemplaire sang-froid,

que, loin d'avoir reçu toutes ces caresses, elle possédait encore sa virginité.

Voilà certes, une divergence d'opinion fondamentale qui ne pouvait être tranchée que par l'examen de la question de fait. L'Official prit la décision, le 5 mai 1712 « de procéder à la visite de M. le marquis de Gesvres, pour connaître s'il était impuissant, et que quatre experts donneraient leur rapport sur l'état de cette impuissance ».

Le jeune homme me choisit ainsi que le médecin Gayant. La marquise, de son côté, désignait le médecin Hecquet et le chirurgien Chevalier.

La « consultation » eut lieu le 24 mai, à l'hôtel de Gesvres. Il ne nous restait plus, après avoir examiné le marquis, qu'à déclarer qu'il était pourvu de tous ses organes, mais que cette condition ne suffisait pas, l'ensemble des phénomènes nécessaires aux effusions conjugales ne nous étant pas apparu.

Nous n'avions d'autre solution que d'affirmer que la visite de la jeune femme était indispensable à la manifestation de la vérité.

Ces déclarations n'éclairèrent aucunement l'ecclésiastique, d'autant plus que le marquis refusa d'autoriser l'examen de sa femme.

Pour se justifier, il expliqua qu'il n'avait pas « l'esprit follet » à commandement et que par malheur, les experts et « l'esprit follet » ne se rencontrent pas ensemble.

Je te laisse imaginer les plaisanteries gaillardes qui fusèrent dans le petit monde des courtisans. Tous admettaient, en riant à perdre haleine, que la vue des quatre experts était insuffisante à réveiller « l'esprit follet »... et je ne saurais leur en vouloir.

A la confusion de la famille de Gesvres, l'Official ne se déclara pas convaincu. Reculant devant ses responsabilités, il n'ordonna pas l'examen de la jeune femme mais en demanda un autre du marquis.

Cette étrange manière d'instruire les débats n'apportait

aucun élément supplémentaire. La conclusion des nouveaux experts fut semblable à celle des premiers. Le procès n'en a que plus duré.

Il eut été interminable si, en 1714, Mme de Gesvres n'avait consenti à une transaction : en échange de sa liberté, elle abandonnait au marquis une partie de son immense fortune.

— Qu'advint-il de cette marquise ? » demande Marie.

« La pauvre n'a guère profité, ni de sa situation, ni de sa liberté, elle est morte peu de temps après, en 1717, à l'âge de vingt-cinq ans. »

***

Dans les mois qui suivent cette paisible soirée, Mareschal et La Peyronie trouvent un allié qui va soutenir leur projet d'Académie : le cardinal Fleury, premier ministre, est loin d'être indifférent aux questions chirurgicales.

Solidement argumentée, aussi bien charpentée que constructive, l'idée intéresse vivement le ministre. Sa bienveillance vaut aux deux hommes celle du comte de Maurepas, secrétaire d'Etat de la maison du roi qui approuve les statuts sans la plus infime rectification.

Quant au roi, il fait savoir qu'il jugera les résultats de l'Académie avant de lui donner son entière consécration.

Les deux chirurgiens s'empressent alors de choisir les membres de leur Compagnie : dix membres libres et soixante membres ordinaires la constitueront.

Au mois de décembre, la liste est communiquée à M. de Maurepas.

Parmi les membres désignés, se trouvent notamment : Jean-Louis Petit, le lithotomiste Morand, les anatomistes Garengeot, Verdier et Ledran, les accoucheurs Puzos et Peyrat, les futurs « démonstrateurs » La Faye et Arnault, le physiologiste Bassuel, qui fera plus tard de remarquables travaux sur la systole[1] du cœur, les chirurgiens Guérin père et fils, Houstet, Andouillé, Baget, Pibrac, Foubert, Duverney etc.

Le 11 décembre, Maurepas, dans une lettre qu'il écrit à Mareschal, lui apprend que ce choix a été approuvé par Sa Majesté et qu'il sera bon d'avertir personnellement chaque praticien.

C'est le 18 décembre 1731 qu'a lieu la première séance de la nouvelle société académique qui se réunit dans la « salle des assemblées » de Saint-Côme. Ce bâtiment est de construction récente. Il a été bâti de 1707 à 1711, devant l'amphithéâtre (actuellement 5 rue de l'Ecole-de-Médecine, annexe de la Sorbonne). L'édifice, plus vaste que celui qui s'élevait auparavant, contient une salle aménagée pour les réunions de confrères.

Sur soixante-dix maîtres convoqués par le premier-chirurgien, soixante-huit ont répondu à l'appel.

Jean-Louis Petit, directeur ; Malaval, vice-directeur, Morand, secrétaire ; Ledran et Garangeot, secrétaires adjoints ; Bourgeois trésorier, entourent leur président Mareschal. Tout d'abord, c'est la lecture du projet de réglement qui est donnée ainsi que la lettre ministérielle grâce à laquelle l'Académie tient son existence.

Puis, la liste des membres libres et ordinaires est proclamée. Enfin Mareschal annonce que la seconde séance aura lieu exceptionnellement, le lundi 24 décembre 1731, le mardi prévu pour les séances hebdomadaires, étant cette année, le jour de Noël. Il exhorte « ceux qui sont présents à l'assemblée, à mériter de plus en plus par leur zèle, la protection du roi qui, par le nouvel établissement, fait un singulier honneur aux chirurgiens de Paris ».

Bien entendu, les maîtres désignés pour faire partie de l'Académie accueillent avec satisfaction l'annonce de sa création.

1. Systole : mouvement de contraction du cœur et des artères qui donne l'impulsion du sang.

Les autres ne cachent ni leur mécontentement ni leur amertume. Ils craignent que le choix de Mareschal et de La Peyronie ne devienne celui du public et que leurs clients ne les délaissent au profit des académiciens. Les prévots Serres et Crestellet du Plessis n'hésitent pas à déclarer que la nouvelle Société est « un monstre engendré au sein de leur Compagnie ».

Quelle est l'innovation qui, lors de sa naissance ne suscite ni envie ni jalousie ? Au cours des mois et des années qui suivent, des convulsions vont secouer la jeune Académie. Ce ne seront en vérité que des fièvres de croissance. Saines, génératrices de progrès, les réunions permettront à l'art chirurgical de s'imposer et de sortir de l'obscur labyrinthe dans lequel il s'était enterré.

Le 8 août 1793, la Convention supprimera l'Académie de chirurgie, la Faculté de Médecine et la Communauté de Saint-Côme. Ces trois institutions seront bientôt remplacés par l' « Ecole de Santé », œuvre de la Convention elle-même. Seul, un profond bouleversement social pourra réaliser l'impensable fusion des médecins et des chirurgiens.

Lorsque l'empereur Napoléon Ier réorganisera l'Université, la Faculté de médecine, installée dans les bâtiments construits en 1768 par l'architecte Gondoin réunira les frères ennemis. Louis XVIII y installera en 1820 une Académie de Médecine qui, depuis, cette époque, perpétue l'œuvre de deux hommes de bonne volonté.

Après cette grande victoire, Mareschal est profondément heureux ; le but qu'il s'était fixé est atteint. Il consacrera dès lors ses loisirs à sa famille.

Et les jours passent, tranquilles. Le vœu le plus cher de Mareschal, est d'atteindre, avec Marie, la date de leurs noces d'or. Ce vœu est exaucé car le 27 octobre 1734, Georges Mareschal, « écuyer, conseiller et premier chirurgien du roi, chevalier de l'ordre de Saint-Michel, seigneur de Bièvre et autres lieux, chef et garde des chartes et privilèges de la chirurgie du royaume, censeur royal des livres d'anatomie et de chirurgie », — et son épouse, née Marie Royer, les célèbrent. Ce sera leur ultime récompense, leur dernière joie en commun.

Au château, se pressent les vieux et les jeunes amis ; entourant le couple, se groupent leurs deux fils, Louis et François, leurs petits-enfants, Georges, Denis, Alexandre, Charles, Louise, Marie-Anne et Thérèse, tous issus de Louis ; enfin, les arrières-petits-enfants, Georges, Louis, Bonaventure, Alexandre et Henriette.

Louis, le fils aîné de Mareschal, après avoir été survivancier puis gentilhomme ordinaire est, depuis 1725, fermier général.

Avant la Révolution, le Gouvernement affermait à une Compagnie de financiers, les principaux revenus de l'Etat, gabelles, aides, tailles, domaines et tabacs. On nommait fermiers généraux ceux qui prenaient à bail, contre paiement annuel d'une somme fixe, le recouvrement de ces impôts.

Mais, trop souvent entraînés par des dépenses somptuaires ou par de ruineuses campagnes, les rois à court d'argent, exigeaient le montant de chaque fermage par anticipation. Devenant de ce fait, les obligés des traitants, ils fermaient alors les yeux sur les multiples malversations qui s'ensuivaient.

Voltaire, à qui on demandait un jour de raconter une histoire de brigand, sourit, de la façon sarcastique que tout le monde lui connaît, plissa un peu ses yeux pétillants d'intelligence, et, dans un grand silence, commença : « Il était un jour, un fermier général... »

Puis il s'inclina avec grâce.

L'histoire, en sept mots, est suffisamment explicite. Il existe cependant des exceptions et parmi les quarante fermiers généraux du royaume, Louis, Mareschal de Bièvre, si l'on en croit les dires de Moufle d'Angerville (Vie privée de Louis XV), ainsi qu'un manuscrit anonyme de la bibliothèque de la ville de Paris (n° 3955) est un honnête homme.

Quant à François Mareschal, frère puiné de Louis, sa

réussite n'est pas moins brillante : il est possesseur de deux abbayes et conseiller clerc au Parlement de Paris. Le vieux chirurgien et sa femme, ne peuvent que contempler avec une immense satisfaction tous leurs descendants.

Une perte douloureuse viendra cependant assombrir les dernières années du chirurgien : le premier août, il apprend la mort de son fils François. Agé de 45 ans, celui-ci laisse sept enfants.

Cette disparition inattendue a considérablement assombri les deux époux. En quelques mois, le vieux chirurgien s'est voûté, tassé. Dans son regard bleu, naguère si pétillant, une morne et infinie tristesse se reflète ; les joues se creusent. De rubicond qu'il était, le teint, peu à peu, prend une couleur de parchemin.

Dans la nuit du 10 au 11 novembre 1736, Mareschal est pris d'horribles douleurs.

Entre deux spasmes, il explique à la douce Marie, toujours présente dans les bons comme dans les mauvais moments :

— J'ai déjà souffert d'affections hépatiques, tu le sais. Aujourd'hui, je crains que ce ne soit plus grave.

Rapidement, la nouvelle parvient à la Cour. Inquiet du malaise survenu à son premier-chirurgien, Louis XV ordonne à son premier-médecin Chicoyneau et à son médecin ordinaire de se rendre à Bièvre, au chevet du malade. Tous les deux jours, les praticiens renouvellent leurs visites, se faisant remplacer lorsque le service les retient à Versailles, par M. de Bouillac, médecin des enfants de France.

Mareschal a lui-même établi son diagnostic. Il sait qu'il souffre d'un abcès au foie et que nul ne pourra le sauver.

Le 4 décembre, François Gigot de La Peyronie fait part à l'Académie de l'état alarmant de son président. Trois membres sont alors désignés pour se rendre au château de Bièvre.

Exsangue et cireux, Mareschal possède encore suffisamment de forces pour commenter l'évolution de sa maladie,

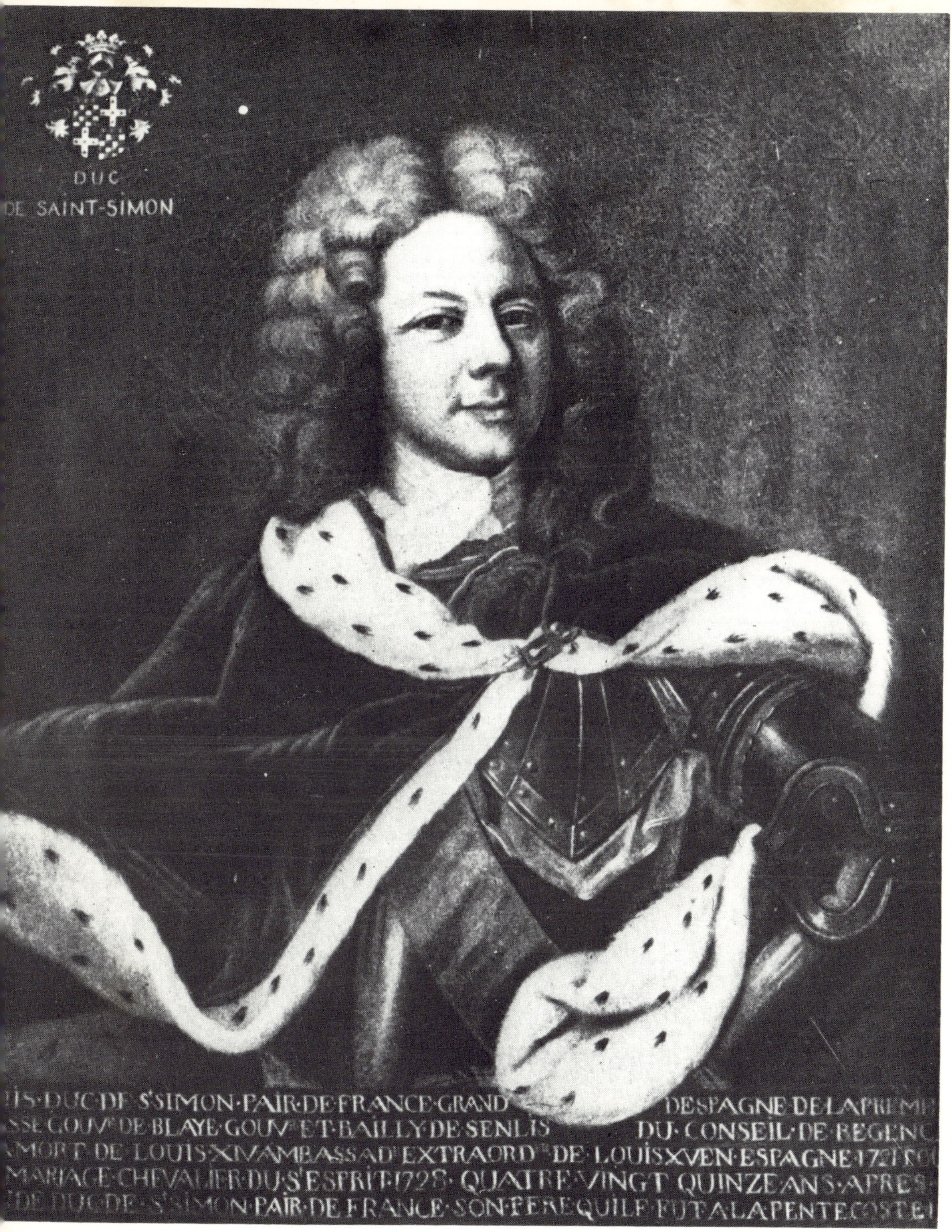

Le duc de Saint-Simon. *Roger et Viollet.*

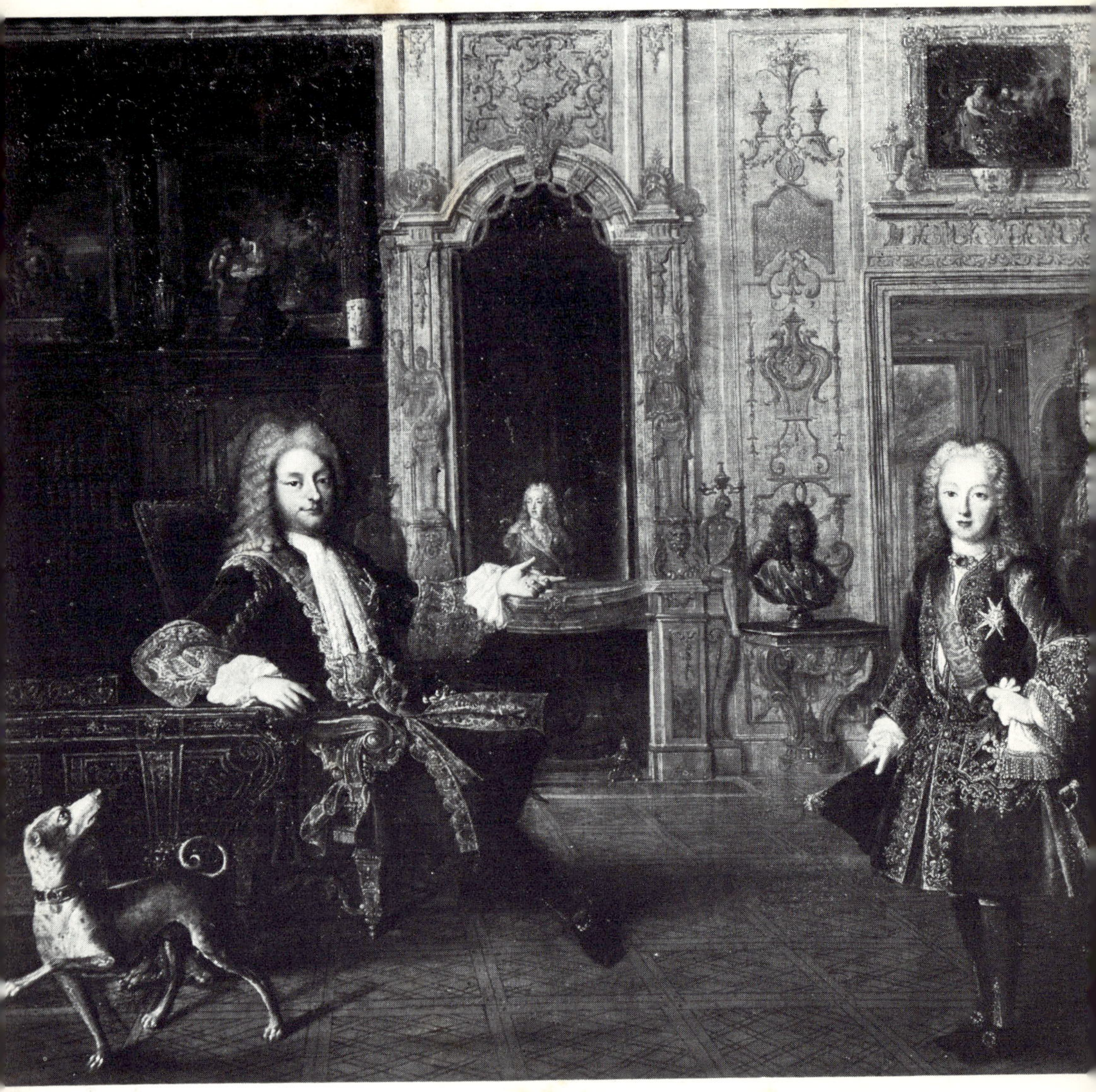

Philippe d'Orléans régent du royaume et Louis XV. *(Giraudon)*

en dépit de sa fièvre intense. D'une voix affaiblie, il rappelle la façon dont dix ans auparavant, il avait réussi à sauver le secrétaire d'Etat à la guerre, Leblanc ; il prescrit lui-même les remèdes, tout en sachant que cela ne fera que prolonger un peu son existence. Mais il est trop tard ; à mesure que passent les jours, son foie devient de plus en plus douloureux, de plus en plus gros. Faute d'avoir pu pratiquer, ce que l'on appelait alors « une opération depuis le cartilage xyphoïde, jusqu'à un pouce près du nombril » et qui eut permis d'ouvrir la tumeur, une péritonite se déclare. Le 13 décembre 1736, âgé de soixante-dix-huit ans et six mois, le premier chirurgien de roi rend le dernier soupir.

Le lendemain, 14 décembre, les obsèques sont célébrées. Le deuil est conduit par Georges-François Mareschal de Bièvre, petit-fils aîné du défunt, par le fermier général, Jacques Roussel, beau-frère de ce dernier, par le chirurgien Guérin, neveu de Georges Mareschal...

Les curés et vicaires des paroisses voisines, Vélizy, Les Loges, Clamart, Massy, Igny, Vauhallan et Saclay entourent M. de Villepoix, curé de Bièvre, qui a remplacé M. de Monsenault.

C'est dans le chœur de la petite église qu'est inhumé le premier-chirurgien, ainsi que l'autorise le droit seigneurial.

Au cours de la cérémonie funèbre, Marie Mareschal de Bièvre a montré une dignité exemplaire. Mais de retour au château, sans se départir de son attitude altière, elle sent une solitude glacée l'envahir peu à peu. Plus s'avanceront les jours, plus elle réalisera que c'est l'absence de l'être cher qui permet de mesurer ce qu'a pu être la qualité de sa présence.

Déjà durement frappée par la mort prématurée de l'un de ses fils, elle s'enfonce progressivement dans le chagrin.

Peu de temps après la mort de Mareschal, elle reçoit une pension de trois mille livres que lui accorde Louis XV.

Mais elle ne profitera guère de cette marque de satisfaction du roi. Le 8 mars 1738, celle qui fut la compagne dévouée attentive et aimante du premier-chirurgien s'éteint au château de Bièvre.

Elle reposerait toujours auprès de son mari, dans la petite église du village, si les sépultures revêtues de marbre noir qui furent longtemps vénérées par les habitants de Bièvre, n'avaient été détruites en 1793.

Seule subsiste aujourd'hui une plaque de marbre posée par Georges Mareschal, en sa qualité de seigneur du lieu.

Trente-quatre ans plus tard, c'est encore le premier-chirurgien, que de façon posthume, Louis XV honorera une dernière fois, et érigeant la terre de Bièvre en marquisat : le bénéficiaire du titre, fut Georges François II, mousquetaire gris, auteur à succès de nombreuses pièces de théâtre, calembouriste célèbre à l'époque.

Le roi ne manquait pas de préciser, dans sa lettre-patente qu'il désirait faire rejaillir sur l'arrière-petit-fils : « le souvenir que nous conservons des services de son bisaïeul ».

Les Charmeries, Versailles Les Charmeries.

FIN

BIBLIOGRAPHIE

— Comte Gabriel Mareschal de Bièvre : Mareschal premier-chirurgien, Paris 1903.
— Bibliothèque de la Ville de Paris. Imp. 10.149 : Mémoire pour la Communauté des Chirurgiens. Mémoire de l'Académie de Chirurgie.
— Bibliothèque Nationale. Lettres Historiques et anecdotiques, manuscrit 10.265.
— Archives Nationales : statuts des chirurgiens de Versailles X 1a, pce n° 28.
— Archives Municipales de Calais.
— Archives Municipales de Gravelines.
— Archives Communales de Bièvre.
— Index funerus : (Bibliothèque de la Faculté de Médecine de Paris t. XV).
— Collection du Mercure Galant (Journal fondé en 1672 par Bonneau de Visé et Thomas Corneille).
— Collection de la Gazette de Hollande.
— Collection de la Gazette d'Amsterdam.
— Bibliothèque de Versailles : Etat et menu général de la Dépense de la chambre du roi.
— Rapports inédits du Lieutenant de Police d'Argenson publiés par Paul Cottin, Paris 1891.
— Cours d'opération et de chirurgie, édition de la Faye, Paris 1782.
— Histoire de l'Académie Royale de Chirurgie.
— Correspondance entre Boileau et Brossette, édition Laverdet.
— Mémoire sur les hôpitaux de Paris, Paris 1788.
— Journal du marquis de Dangeau, édition Firmin-Didot, Paris 1854.
— Mémoires du marquis de Sourches, édition Hachette, Paris 1882.
— Annales de Paris et de la Cour.
— Voyage de Lister à Paris en 1698, Edition de la Société des bibliophiles français, Paris 1873.
— Mémoires du Maréchal de Villars, publiées par le marquis de Voguë, 1904.
— Correspondance de Madame la Duchesse d'Orléans (Princesse Palatine, édition Joeglé 1707).
— Traité de lithotomie, Paris 1708.

— Traité de la maladie des os, édition 1775.
— Journal de l'Abbé Ledieu, secrétaire particulier de Bossuet publié par l'abbé Guettée, Paris 1856.
— Correspondance entre Mme de Maintenon et la Princesse des Ursins.
— Traité de la cataracte et du glocome, Paris 1709.
— Mémoires du Maréchal de Richelieu, édition 1793.
— Correspondance complète de Madame, duchesse d'Orléans (par M.G. Brunet, édition de Eugène Fasquelle, 1904.
— Recueil général des pièces contenues au procès de M. le marquis de Gesvres et de Mlle de Mascranny, son épouse, Paris 1714.
— Journal de la santé du roi, publié par les premiers médecins successifs de Sa Majesté : Valot, Daquin, Fagon, édité par H. Lemoine, 1862.
— Journal des Anthoine, publié par E. Drumont, 1880.
— Mémoires du Duc d'Antin, Firmin-Didot, 1821.
— Mémoires du Cardinal Dubois.
— Journal de Mathieux Marais, édition Lescure.
— Mémoires du chirurgien Duclos, édition Barrière.
— La Chesnaye-des-Bois : Dictionnaire de la noblesse.
— Mémoires de la marquise de Coulanges, édition Monmerqué, Paris 1820.
— Lettres et notes de La Reynie, Lieutenant de Police de Paris.
— Lettres de François-Michel Le Tellier, marquis de Louvois, Ministre de la Guerre, édition Berard, Paris 1827.
— Franklin : Les médicaments, Paris 1893.
— Eloy : Dictionnaire de la médecine.
— Brièle : Collection de documents pour servir à l'histoire des hôpitaux de Paris.
— Hunault : Le chirurgien-Médecin, 1726.
— Fernand Gillet : Etude historique sur l'hôpital de la Charité.
— Saint-Simon : Mémoires, édition Sautelet, 1829.
— Dionis : Cours de chirurgie, dissertation sur la mort subite, édité par Houry, 1709.
— Mery : Observations sur la manière de tailler de Frère Jacques, Paris 1700.
— André Castelot : Almanach de l'Histoire.
— Vacher : Histoire de Frère Jacques, Besançon 1736.
— Mémoires du duc de Luynes, édition de Dussieux et Soulié, Paris 1862.
— Alain Decaux : La belle histoire de Versailles.
— Camille Rousset : Histoire de Louvois.
— Rabelais : Gargantua, édition Firmin-Didot, 1870.
— Guyot : Répertoire de jurisprudence, 1784.
— Voltaire : Le Siècle de Louis XIV, édition Firmin-Didot, 1851.
— François Ribadeau-Dumas : Fénelon et les Saintes Folies de Madame Guyon, édition du Mont-Blanc, Neufchâtel 1968.
— Françoise Gallouedec-Genuys : le prince selon Fénelon, Presses Universitaires de France, 1963.
— Michelet : Louis XIV et le duc de Bourgogne.
— Lavallée : Histoire des Français.
— Peignot : Précis historique et bibliographique de la Maison d'Orléans.
— Morand : Eloge de Mareschal.
— J.-B. Massillon : Mémoires de la minorité de Louis XV.
— Jean Buvat : Journal de la Régence, édition Emile Campardon, 1865.
— Goncourt : Journal du marquis de Calvière.
— Barthélémy : les correspondants de la marquise de Balleroy.

— Soulavie : Mémoires de Maurepas.
— Pierre de Nolhac et A. Pératé : le musée national de Versailles, édition Ad. Braun, Paris 1896.
— Pierre Gaxotte : La France de Louis XIV, Hachette, 1946.
— Gillette Ziegler : le règne de Louis XIV, édition René Julliard.
— Boileau-Despreaux : Œuvres complètes, édition Fournier, 1873.
— Marquis de Sévigné : lettres à Madame de Grignan, par Charles Nodier, Paris 1836.
— Jean-Baptiste Primi Visconti : Mémoires sur la cour de Louis XIV, édition H. Lemoine, Paris 1909.
— Sébastien Locatelli : Voyage de France, édition Vautier, Paris 1905.
— Georges Mongredien : la vie quotidienne à la cour de Louis XIV, Hachette.
— Lenôtre : Versailles au temps des rois, édition Bernard Grasset, 1934.
— Saint-Maurice (Représentant du duc de Savoie à la cour de France) lettres sur la cour de Louis XIV, publiées par J. Lemoine 1911-1912.
— Docteur Fauvelle ; les Etudiants en médecine de Paris sous le grand roi.
— Laurent Angliviel de La Baumelle. Mémoires pour servir à l'histoire de Mme de Maintenon, Amsterdam 1755.

TABLE

ACHEVÉ D'IMPRIMER
LE 18 JUILLET 1974
SUR LES PRESSES DE
L'IMPRIMERIE HÉRISSEY
A ÉVREUX (EURE)

ISBN. 2-85045-002-2

Dépôt légal : 3e trimestre 1974
N° d'imprimeur : 14 779